Ateliers
RENOV'LIVRES S.A.
2002

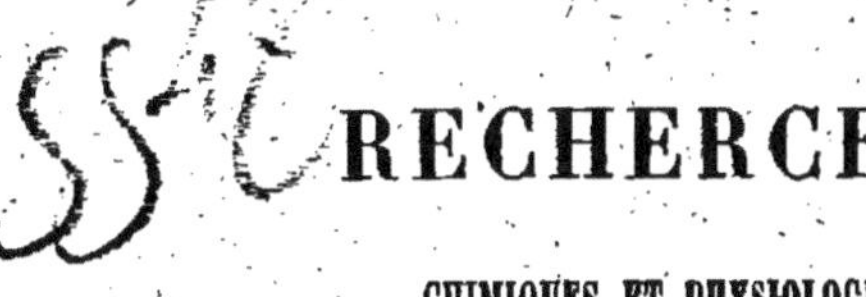

RECHERCHES

CHIMIQUES ET PHYSIOLOGIQUES

SUR

L'ALIMENTATION DES ENFANTS

PAR

C. A. COUDEREAU

DOCTEUR EN MÉDECINE

Pharmacien, ancien interne en pharmacie des hôpitaux de Paris ;
membre de la Société d'anthropologie et de la Société parisienne d'archéologie
et d'histoire.

« La nature, qui avait voulu que la poule couvât ses
œufs, qui avait cru que les petits poulets ne pourraient
bien éclore que sous les ailes d'une poule à laquelle elle
a donné tout exprès pour cela un duvet chaud et une
tendresse maternelle qui fait défaut à bien des femmes ;
la nature avait commis une bévue : la couveuse artificielle a prouvé que ses vœux, à cet égard, étaient naïfs
à faire pitié. »

PARIS

ADRIEN DELAHAYE, LIBRAIRE-ÉDITEUR

PLACE DE L'ÉCOLE-DE-MÉDECINE

1869

RECHERCHES

CHIMIQUES ET PHYSIOLOGIQUES

SUR

L'ALIMENTATION DES ENFANTS

PAR

C. A. COUDEREAU

DOCTEUR EN MÉDECINE

Pharmacien, ancien interne en pharmacie des hôpitaux de Paris ;
membre de la Société d'anthropologie et de la Société parisienne d'archéologie
et d'histoire.

> « La nature, qui avait voulu que la poule couvât ses
> œufs, qui avait cru que les petits poulets ne pourraient
> bien éclore que sous les ailes d'une poule à laquelle elle
> a donné tout exprès pour cela un duvet chaud et une
> tendresse maternelle qui fait défaut à bien des femmes ;
> la nature avait commis une bévue : la couveuse artifi-
> cielle a prouvé que ses vœux, à cet égard, étaient naïfs
> à faire pitié. »

PARIS

ADRIEN DELAHAYE, LIBRAIRE-ÉDITEUR

PLACE DE L'ÉCOLE-DE-MÉDECINE

1869

AVANT-PROPOS

« Nous engageons les hommes qui pratiquent l'art si
utile des accouchements à réfléchir sur l'efficacité du
colostrum pour les nouveau-nés et sur l'espèce de fluide
qu'on doit lui substituer, quand par malheur la mère
ne peut ou ne veut pas remplir ce devoir sacré. Un
pareil examen est digne de la plus sérieuse attention :
nous formons des vœux bien sincères pour qu'il soit un
jour l'objet d'un travail particulier. »

(PARMENTIER ET DEYEUX, p. 187.)

L'idée d'entreprendre ce travail m'est venue à la suite de mes
entretiens avec mon ami M. Joulie, alors pharmacien en chef à l'hôpital Saint-Antoine. Il me fit connaître le résultat des recherches de
M. G. Ville, auxquelles il a collaboré, pendant plusieurs années,
comme préparateur au Muséum d'histoire naturelle.

L'organisme des plantes a besoin, comme celui des animaux,
d'aliments pour se développer, et il résulte des expériences de
M. Ville que les aliments les plus utiles à l'accroissement des plantes
appartiennent tous au règne inorganique. Les végétaux possèdent
au plus haut degré le pouvoir synthétique qui organise la matière
inorganique. Ceci est prouvé de reste par les expériences de M. Ville
sur des plantes cultivées dans du sable calciné et lavé à l'acide
chlorhydrique, arrosées avec de l'eau distillée pure, et alimentées
exclusivement avec des produits chimiques purs. La substance
azotée des végétaux elle-même est plus facilement assimilée et transformée quand on la donne sous la forme saline.

Les éléments nécessaires à la végétation sont : eau, acide phosphorique, acide sulfurique, chlore, silice, oxyde de fer, chaux, magnésie, potasse, soude et azote. Ceux qui manquent le plus souvent
dans le sol sont : l'acide phosphorique, la potasse, la chaux, la

magnésie et l'azote. Les végétaux puisent leur azote à deux sources, dans le sol et dans l'air. La substance azotée seule est un engrais insuffisant ; les engrais minéraux sans azote sont insuffisants aussi. Ils doivent être réunis pour posséder leur summum d'action.

Exemple :

	Poids des récoltes.
Sable calciné.......................................	6^{gr},00
Sable calciné avec addition de minéraux...........	8^{gr},00
Sable calciné avec addition de matière azotée....	9^{gr},00
Sable calciné avec addition de minéraux et matière azotée...................................	18 à 22

De nombreuses expériences ont été successivement entreprises pour étudier l'importance relative des divers éléments minéraux.

On sait pertinemment aujourd'hui qu'on peut produire des végétaux pour ainsi dire de toutes pièces avec des sels inorganiques purs, en utilisant pour cela le pouvoir osmotique et synthétique d'une simple cellule. L'alimentation des végétaux est devenue une science positive, et, désormais, avec de l'eau et une petite quantité de produits chimiques mélangés dans des proportions déterminées, on pourra, quand on le voudra bien, transformer le Sahara en une plaine fertile.

J'ai pensé qu'une étude qui a donné de beaux résultats, appliquée à la végétation, pouvait être utilement appliquée aux animaux et à l'homme, et devait l'être.

Ici, toutefois, le problème est plus compliqué, l'expérimentation plus difficile et plus longue. J'ai résolu néanmoins d'affronter ces difficultés.

J'avais besoin tout d'abord de m'exercer à cette étude nouvelle par des travaux préliminaires. Afin de faciliter mes débuts, M. Joulie mit à ma disposition ses conseils et son laboratoire avec une obligeance toute fraternelle, pour laquelle je suis heureux de lui exprimer hautement ici ma gratitude.

Lorsque je me sentis assez sûr de moi pour aborder sérieusement le travail qui fait le sujet de cette thèse, j'ai trouvé, de la part de M. le docteur Lorrain, un accueil bienveillant et cordial dont je le remercie, aussi bien que de ses conseils pratiques et de ses paroles d'encouragement qui m'ont puissamment soutenu pendant ces longues recherches.

Je manquerais au plus élémentaire de mes devoirs si j'omettais de mentionner ici le nom de **M. Matouillot**, directeur de l'hôpital Saint-Antoine, qui a bien voulu s'intéresser à mes recherches et s'est imposé maintes fois, avec une bonne grâce charmante, des démarches auprès de l'administration pour me faciliter certaines observations, et me rendre légers les articles du règlement. C'est à lui que je dois notamment d'avoir pu suivre, jusqu'à son dernier jour, un petit enfant syphilitique dont je publie l'observation à la fin de ce travail.

Grâce au concours obligeant des élèves et du personnel du service, j'ai pu recueillir les quelques faits que je vais présenter.

En outre de mes observations propres sur le développement des enfants, j'apporte deux autres observations : l'une que je dois à l'obligeance de **M.** le docteur Lorrain; elle est remarquable par le développement exceptionnellement rapide d'un enfant né dans des conditions défavorables; l'autre, que m'a communiquée M. Joulie, concerne une petite fille, née à terme, mais d'une constitution délicate. Son développement a été régulier, mais fréquemment entravé par des indispositions diverses.

Ces deux cas sortent un peu du cadre général de ma thèse. Je suis heureux, cependant, qu'un concours favorable de circonstances me permette de les publier. La science est pauvre encore en observations de ce genre, suivies aussi assidûment pendant un tel laps de temps sur le même sujet. Il importe aujourd'hui d'alimenter la statistique.

Sans doute, les observateurs de demain trouveront bien incomplètes et insuffisantes mes observations et mes expériences d'hier, comme je trouve moi-même insuffisantes et incomplètes les recherches de ceux qui m'ont précédé. Si j'ai fait un pas en avant, si petit qu'il soit, qu'importe ! Voyons d'abord où en est la question.

Les expériences de Magendie et celles de Tiedmann et Gmelin prouvent que la vie d'un animal ne peut être entretenue avec un aliment exclusivement hydrocarboné ou exclusivement azoté. Des chiens nourris soit avec du sucre, soit avec de l'huile d'olive, soit avec de la graisse ou du beurre, ont péri vers le huitième jour.

L'amidon, les principes immédiats azotés, pris exclusivement, les ont également fait périr.

Une oie nourrie par Tiedmann et Gmelin avec du blanc d'œuf (albumine) cuit et haché, périt le quarante-sixième jour. Des chiens nourris soit avec de la fibrine, soit avec de l'albumine, soit avec de la gélatine, soit avec ces trois substances réunies, succombent également. Dans le dernier cas, ils ont vécu, il est vrai, plus de trois mois; mais ils ont fini néanmoins par mourir. Seul, le gluten, ou fibrine végétale, a paru pouvoir entretenir la vie des animaux. Mais des recherches ultérieures ont appris que le gluten, tel qu'on le prépare en malaxant la farine sous un filet d'eau, est loin d'être de la fibrine végétale pure au point de vue chimique. Ce gluten contient encore de la caséine et des matières grasses (1).

Dans tous les cas où les animaux dont il s'agit ont été nourris avec des substances azotées, ils ont pris en même temps les sels qu'on retrouve dans les cendres de ces matières et dont l'économie a besoin.

Il serait à désirer que ces expériences fussent reprises en sous-œuvre. Elles étaient à peine nécessaires pour prouver que les animaux que l'on soumettait à un tel régime étaient fatalement condamnés à mourir de faim.

Étant donné un animal, l'analyse chimique y découvre des substances azotées, des substances hydrocarbonées et des substances minérales.

Cet animal perd chaque jour par les fèces et les urines, la transpiration, la respiration, des sels, de l'azote et des hydrocarbures. Il va de soi que si l'on ne remplace systématiquement dans l'économie que l'une des substances perdues, l'animal devra périr par la privation des autres.

L'alimentation n'est vraiment réparatrice et complète qu'à une condition, c'est qu'elle contienne tous les éléments dont l'analyse chimique démontre la présence dans le corps de l'animal qui s'en nourrit.

Reste à démontrer quel est l'ordre d'importance de ces différents aliments; quels sont ceux dont la privation peut être supportée plus longtemps sans provoquer la mort; et enfin, quels désordres spéciaux, pathologiques et anatomiques, chaque genre de privation déterminera chez les sujets en expérience.

Pour que de telles expériences fussent concluantes, il faudrait pouvoir composer de toutes pièces un aliment complet en mélangeant des substances chimiquement pures et qui fussent sûrement assimilables par l'animal. De cet aliment, on pourrait supprimer à

(1) Béclard, *Physiologie.*

volonté, soit l'azote, soit l'un des éléments hydro-carbonés, soit telle ou telle substance minérale.

Connaissant ainsi exactement la quantité et la qualité d'aliments absorbés, analysant et dosant chaque jour les substances rejetées, on saurait jour par jour que tel poids de l'un des composants du corps a été perdu et n'a pas été remplacé. On serait un jour en mesure d'établir quels accidents morbides correspondent à telle proportion de perte en azote, phosphore ou alcalis ; quel déficit en soufre, fer, ou hydrocarbure déterminera la mort.

La nécropsie dirait quelles modifications les divers tissus auraient subies dans chacun des cas observés, conséquemment quel rôle était dévolu à chacun d'eux dans la division de ce grand travail de l'organisation de la matière, de cette grande synthèse qui transforme en végétaux la matière inorganique et, plus tard, métamorphose les tissus végétaux en tissus animaux.

Des chimistes ingénieux, parmi eux, MM. Liebig, Boussingault et surtout G. Ville, ont soulevé un coin du voile en ce qui concerne les végétaux.

Le problème reste tout entier en ce qui concerne l'animalité.

L'étude approfondie des modifications chimiques qui s'accomplissent pendant le développement embryonnaire des animaux ovipares, me semble de nature à jeter quelque lumière sur le sujet qui m'occupe ici. Voici comment on pourrait apprécier quels sont, parmi les éléments qu'il a à sa disposition, ceux que l'animal s'assimile de préférence aux diverses époques de son développement.

La période d'incubation des gallinacés se prêterait merveilleusement à ce genre d'expérimentation. Toutes les vingt-quatre heures, on casserait un certain nombre d'œufs placés dans une couveuse artificielle ; on analyserait séparément l'embryon préalablement lavé et débarrassé de toute substance non encore assimilée, et d'autre part, toute la partie de l'œuf non absorbée par l'embryon.

De la sorte on pourrait se rendre un compte rigoureux des besoins nouveaux que détermine chez l'animal le fait de l'apparition d'un tissu, d'un organe nouveau.

Il ne suffit pas de savoir que telle substance est nécessaire au développement ou à l'entretien de l'être ; il importe aussi de déterminer sous quelle forme cet élément peut être assimilé le plus facilement et le plus rapidement.

C'est à l'observation et à l'expérimentation à résoudre ce problème. Le jour où nous posséderons cette solution, nous saurons composer pour le jeune animal, dès l'heure de sa naissance, une alimentation plus parfaite que celle qu'il trouve à la mamelle de sa mère, une alimentation facilement et sûrement assimilable, à l'abri de toute variation imprévue. Le jour où la science, elle seule *alma mater*, se sera substituée à la nature marâtre, ce jour-là seulement le hasard, ce doigt de la Providence, cessera de frapper à tort et à travers et de désigner à la mort, son ministre fidèle, les formidables hécatombes de nouveau-nés dont la statistique fait frémir.

Je voudrais qu'un établissement pût être créé aux environs de Paris, spécialement consacré à l'éducation de la première enfance, où cette étude serait faite sur une large échelle.

Les petits enfants y seraient reçus en pension comme ils le sont plus tard dans les pensionnats consacrés à l'instruction. Dans cet établissement, les appartements devraient être distribués de façon à n'offrir aucun des dangers de l'encombrement. Il serait largement pourvu de cours et de jardins, d'ombre et de pelouses. L'air y circulerait à profusion.

A ce pensionnat seraient annexés :

1° Une ferme où l'on entretiendrait constamment des animaux domestiques qui fourniraient chaque jour les aliments destinés aux enfants sevrés ou soumis dès leur naissance au régime artificiel. Des chèvres et des brebis y seraient dressées à allaiter les nourrissons pour lesquels l'expérience aurait démontré l'utilité de ce genre d'alimentation. Des vaches, des ânesses et des juments répondraient à des indications spéciales ; une basse-cour serait peuplée de façon à fournir des œufs toujours frais. Là encore seraient entretenus des animaux divers constamment soumis à l'expérimentation.

2° Un laboratoire de chimie largement organisé, où chaque nourrisson aurait son dossier, où chaque jour seraient analysés ses *ingesta* et ses *excreta*. Le résultat de cet examen serait joint au bulletin où seraient consignées quotidiennement les constatations de son poids, de sa température et de son état de santé.

Là encore seraient analysés ou préparés de toutes pièces les aliments complets ou diversement incomplets destinés aux animaux soumis à l'expérimentation. Les animaux eux-mêmes auraient leur dossier, comme les nourrissons, et, après leur mort, soit qu'elle résulte de l'expérimentation même, soit qu'on les sacrifie pendant le cours des expériences afin d'en connaître le résultat à différentes époques, ils seraient soumis à l'examen nécroscopique ;

leurs divers tissus seraient étudiés au microscope, puis soumis à l'analyse chimique.

Le laboratoire est, à mon sens, le pivot d'une telle entreprise. C'est de là seulement que l'éducation physique de l'enfance peut sortir à l'état de science positive. Faute de cette création, la question si grave de l'alimentation restera indéfiniment livrée à la routine, à l'empirisme et à la fantaisie.

L'administration des hôpitaux a fait une bonne œuvre en prenant la direction d'un bureau spécial pour le placement des nourrices. C'est un pas vers la moralisation de la nourrice en général, c'est, en particulier, un grand et utile correctif à une industrie meurtrière. On pourrait faire mieux encore.

Un établissement comme celui dont j'esquisse ici le projet devrait remplacer ce bureau, et le remplacerait surtout avantageusement au double point de vue que voici :

On examine actuellement le lait des nourrices, il est vrai, mais cet examen est superficiel, incomplet, insuffisant. En second lieu, l'absence plus ou moins prolongée de nourrisson amène presque toujours une diminution de la quantité du lait et expose les nour-rices au développement d'indurations et d'abcès dans la glande mammaire. Outre que le lait peut être altéré dans sa quantité, il peut l'être encore dans ses qualités essentielles par l'oisiveté forcée, d'où naît l'ennui.

Ici, après mûr examen de l'état de santé de la nourrice, on ferait de son lait une analyse complète, rigoureuse ; et, si le lait était reconnu bon, on lui confierait un des nourrissons pour lesquels le sein est indispensable. On lui délivrerait un certificat motivé, qui lui permettrait de trouver plus vite et plus sûrement le nourrisson qu'elle attend. Les services qu'elle rendrait pendant son stage dans l'établissement indemniseraient des frais d'analyse et s'échan-geraient contre le certificat. On serait en mesure de dire, en outre, si ces femmes ont donné des preuves de propreté, d'activité, si elles ont montré les aptitudes nécessaires à toute bonne nourrice. Ce serait en même temps pour elles une école où elles puiseraient d'utiles enseignements, où elles perdraient quelques préjugés.

Les familles y gagneraient en sécurité ; peu à peu d'utiles notions d'hygiène pénétreraient dans les campagnes, et l'administration des hôpitaux serait exonérée des frais d'entretien du bureau de la rue Sainte-Apolline.

La création d'un laboratoire suffisant serait dispendieuse ; car il faudrait qu'il fût vaste et largement pourvu d'appareils et de réactifs. Il faudrait, en outre, un personnel instruit et nombreux.

C'est là l'idéal. Mais à côté de l'idéal difficilement réalisable, il y a le réel possible. Si petit qu'ait été le résultat de mes premières recherches, il me donne bon espoir et m'encourage à persévérer dans la voie où je me suis engagé.

RECHERCHES

CHIMIQUES ET PHYSIOLOGIQUES

SUR

L'ALIMENTATION DES ENFANTS

I

Allaitement, sentiment.

Est-il possible de faire mieux que la nature ?

Mais d'abord, qu'est-ce que la nature ?

C'est une expression commode dont nous nous servons pour désigner ce qui est ; rien de plus.

Au point de vue médical, on qualifie de physiologique ou naturel tout ce qui se produit d'avantageux à l'organisme, et de pathologique tout ce qui est nuisible à ce même organisme. Ces expressions sont commodes, gardons-les ; il est bon toutefois de ne pas les laisser dévier de leur sens rigoureux.

Ce qui est pathologique est-il naturel ? Oui.

La nature n'étant autre chose que l'ensemble de tout ce qui est, les lois de la nature sont également l'ensemble de toutes les lois qui existent, avantageuses ou non suivant le point d'où nous les envisageons, connues ou inconnues, et, dans l'état actuel de la science, on peut les ranger sous deux chefs principaux : lois physiques, lois chimiques.

Lorsqu'un fait nuisible se produit dans l'organisme, se produit-il en dehors des lois naturelles ? Non, d'après ce que nous venons de dire. Il arrive simplement qu'alors l'organisme s'est trouvé soumis à une loi — tout aussi naturelle que les autres, — laquelle loi n'est pas favorable à son développement.

Le rôle du médecin consiste à observer cette loi dans ses effets d'abord, c'est le premier et souvent le seul phénomène qui les frappe ; il doit étudier ces effets dans leur origine et leur évolution, tâcher d'en saisir la première manifestation et tenir compte de toutes les circonstances ambiantes afin de démêler à quel concours de causes physiques et chimiques sont dues les nouvelles manifestations.

Doit-on et peut-on s'en reposer sur la nature du soin de l'évolution physiologique ou de la guérison dans certains cas pathologiques ? Je ne le crois pas. Sans doute, dans bien des cas tout ira pour le mieux sans qu'on se préoccupe de quelle façon vont les choses, mais il se produit de terribles exceptions.

Les êtres, quels qu'ils soient, sont adaptés au milieu où ils vivent, de telle sorte que ce milieu dont ils sont eux-mêmes une partie constituante, présente pour eux les conditions les plus favorables à leur existence. Non point que ce soit le vœu de la nature, cette vieille naïveté des cause-finaliers, mais parce que les êtres se placent toujours, en vertu de leur sensibilité au bien-être et à la douleur, dans les conditions les plus propres à leur développement, et parce qu'ils font sans cesse des efforts pour réaliser des progrès en ce sens. D'autre part, les êtres transmettent à leur descendance les qualités qu'ils ont reçues de leurs ancêtres et celles qu'ils ont acquises par leurs propres efforts. Les êtres mal doués, c'est-à-dire mal adaptés au milieu, meurent sans postérité ou laissent une postérité stérile. L'adaptation des êtres aux milieux est donc fatale et en quelque sorte mécanique.

Aux admirateurs de l'ordre naturel et des tendresses maternelles de la nature la science expérimentale, appuyée sur l'observation, répond en citant les brutalités fatales de cette même nature, qui chaque jour jette en pâture à la mort par millions les êtres trop débiles pour lui arracher de vive force ses douceurs dont on la dit si prodigue.

Certaines phases de l'évolution normale des êtres s'accompagnent généralement d'un état de souffrance. S'ensuit-il que cette souffrance soit *physiologique* et qu'on doive rester les bras croisés et s'en remettre au bon vouloir de la nature pour traverser ces phases de la vie ? Non certes. Tout ce qui, dans la nature, occasionne de la souffrance, doit être évité, modifié ; tout ce qui ne nous procure pas la plus grande somme de bien-être compatible avec notre organisation doit être changé, transformé. Nous devons faire mieux que la nature. A cette condition seulement le progrès n'est pas un vain mot.

Au nom de la nature, les médecins moralistes affirment que la mère doit allaiter son enfant. Ils en donnent pour raison que « ainsi l'a voulu la nature » ; que « la nature a préparé dans le sein de la mère la meilleure nourriture qui convienne à l'enfant » ; « la seule qui lui convienne », disent les plus fanatiques. Il en est même qui n'admettent pas l'allaitement par une nourrice mercenaire, le lait maternel étant toujours le mieux approprié par la nature à la constitution de l'enfant.

Une autre raison fréquemment invoquée, ce sont « les liens sacrés de la famille (1) ».

Loin de moi la pensée de médire de l'allaitement maternel.

Je suis d'avis, avec tous les auteurs, que dans l'immense majorité des cas, l'enfant trouvera dans le sein de sa mère une nourriture convenable à son développement. Non pas que « la nature l'ait ainsi voulu » ; mais parce que la nature s'inquiétant fort peu du bien-être de ses enfants, il était indispensable, pour qu'une espèce pût se perpétuer, qu'elle trouvât en elle-même les ressources nécessaires pour arriver à cette fin, ou qu'elle les créât de toutes pièces si elles n'existaient pas.

L'être n'a droit à la vie qu'à la condition de s'être adapté à son milieu, de s'être mis préalablement en mesure de vaincre, dans « la lutte pour la vie ». Telle est la loi primordiale de la nature, et les lois plus douces inscrites dans nos codes de morale et adoptées dans les pratiques sociales des peuples civilisés, sont des lois tout humaines, c'est-à-dire artificielles ; des conquêtes arrachées de vive force à cette marâtre tant vantée par les utopistes.

L'enfant peut-il *toujours* être allaité par sa mère, et cela au plus grand avantage de la mère et de l'enfant ?

A la question posée en ces termes, il n'est pas un médecin qui ne réponde par une négation absolue.

La réponse à cette question serait autre, sans doute, si au lieu de se rapporter à l'espèce humaine elle se rapportait à une espèce animale, et surtout à une espèce animale vivant à l'état sauvage. C'est que là, le procédé brutal de sélection employé par la nature a supprimé de longue date les êtres faibles, les souches maladives et souffreteuses. Les nourrices ont du lait à pleines mamelles

____

(1) Joly, 45.

et les nourrissons y peuvent puiser la vie sans crainte ni merci.

Ne regardant que ce côté des choses, un philosophe trop vanté proclama que tout est pour le mieux dans l'état de nature, et rêva pour l'homme lui-même un retour à cet état de nature par lequel il avait dû commencer.

On s'est réveillé depuis; quelque chose est resté cependant du songe-creux de Jean-Jacques, et ceux qui ont le moins envie de le suivre au fond des bois ont retenu par cœur et récitent volontiers la phrase où il proclame que la mère doit allaiter son enfant. Lui aussi invoquait les raisons de tendresses maternelles. Pour combattre ceux qui lui empruntent leurs arguments, je ne me ferai point une arme de la conduite pratique de ce sentimentaliste de faux aloi. J'attesterai simplement contre eux leur propre sentiment et la façon même dont ils le traduisent.

Est-ce que le père qui n'a point les organes nécessaires pour allaiter son enfant, qui ne le nourrit pas de sa substance, reste indifférent à son développement, ne l'aime pas? ne souffre-t-il pas de ses souffrances? n'est-il pas heureux de le voir bien portant, fier de le voir intelligent? Le biberon changerait-il grand'chose aux liens sacrés de la famille? L'enfant est-il moins cher à ses parents après l'époque du sevrage? Je m'étonne vraiment d'avoir trouvé ce lieu commun dans tant de livres sérieux.

Pour moi, la question de l'allaitement a été jusqu'ici mal posée, de telle sorte que la solution en était par cela même impossible.

Le premier point à résoudre n'est pas de savoir *à quelle source* l'enfant doit puiser sa nourriture; mais *quels sont ses besoins nutritifs; quels aliments peuvent être assimilés par ses organes.*

A quels caractères reconnaîtra-t-on les substances assimilables par le nouveau-né; peut-on les tirer de sources diverses?

L'enfant ne peut pas toujours être nourri par sa mère. Les raisons sont diverses, les cas nombreux.

Je ne m'attacherai point à les rechercher tous; quelques-uns me suffisent:

La mère n'a pas de lait ou n'en a qu'une quantité insignifiante. Ou bien, elle est malade, son lait est abondant, mais il ne contient pas assez d'éléments nutritifs. Il peut arriver encore que la mère ait assez de lait et de bon lait, mais elle est faible, la lactation peut être pour elle le point de départ de la phthisie.

Il arrive fréquemment qu'une femme bien portante commence à allaiter son enfant, mais une affection fébrile vient tarir son lait ou

altérer ses qualités, ou le mamelon se crevasse et la douleur la force
à renoncer à donner le sein, ou des abcès au sein se développent et
mêlent au lait du pus que l'enfant tètera si l'on ne se hâte de le sevrer. Le mamelon peut ne pas exister et même être remplacé par
un infundibulum.

Je ne donnerai pas plus d'étendue à cette énumération, qu'on
pourrait faire beaucoup plus longue.

Il faut donc, dans un grand nombre de cas, avoir recours à un
autre moyen d'alimentation.

A côté des empêchements pathologiques, il y a les empêchements
sociaux, dont les partisans quand même de l'allaitement maternel
ne tiennent pas assez compte.

Dans la société, comme dans la nature, il y a lutte pour la vie.
Or, cette lutte pour le pain quotidien est si absorbante pour beaucoup de femmes, qu'elle ne leur permet pas de distraire le temps
nécessaire aux soins que réclame le nouveau-né. L'enfant d'une civilisation n'est pas seulement un être auquel il faut des aliments
et des soins actuels, c'est aussi, et surtout, un individu auquel ses
ascendants ont pour devoir d'assurer un avenir social en rapport
avec leur position sociale présente.

La mère a-t-elle le droit de déserter ce devoir social sous pré-
texte de devoir maternel? Mais la société plus tard, et son enfant
plus que tout autre, lui reprocheraient d'avoir sacrifié l'être con-
scient et pensant de l'avenir, le membre actif de la société à l'être
végétatif et instinctif du moment présent, à l'être indifférent à
tout ce qui l'entoure.

C'est là une nécessité absolue dans notre état de société actuel. Les
admirateurs des *vœux de la nature* ne voient dans la femme, encore
aujourd'hui, rien autre chose qu'une matrice et un biberon. Le mé-
canisme social en a fait autre chose. C'est folie, à mon sens, que
vouloir remonter le courant d'une civilisation. Ce n'est point avec
des phrases empreintes de bons sentiments et de bonne volonté
qu'on peut résoudre un problème de cette importance.

Il faut ici l'intervention de la science expérimentale. Ce ne sont
pas des désirs, des aspirations généreuses qu'il faut jeter dans la
balance ; ce sont des chiffres et des faits rigoureux scientifiquement
observés.

L'allaitement par la mère est bon, d'une manière générale ; mais
il ne l'est pas toujours. Au nom de la société, au nom de la nature,
il faut se préoccuper de l'autre face du problème. Comment nour-

rira-t-on l'enfant privé du sein de sa mère par la maladie ou par la société ?

On aura recours à divers moyens :

1° *La nourrice.* — C'est l'allaitement maternel pratiqué par procuration. Pour être vrai, il en faut dire tout le bien qu'on a dit de l'allaitement maternel, mais il en faut dire beaucoup plus de mal.

Parlerais-je de la mortalité des enfants confiés à des nourrices et élevés plus ou moins artificiellement ? La statistique est navrante.

J'emprunte à la thèse de M. Pironon (1868, Paris) quelques chiffres d'un rapport adressé par M. Husson à l'Académie de médecine, sur la mortalité des enfants en France. La statistique du rapport embrasse les années 1858, 1859, 1860.

Pour les enfants de 1 jour à 1 an, le chiffre général de la mortalité est de 18,14 p. 100.

La mortalité des enfants assistés du département de la Seine, d'après ce même rapport, est, pour 1860, de 49,84 p. 100. Près de la moitié !

Une enquête, publiée en 1862, par le ministère de l'intérieur, donne les chiffres suivants sur la mortalité, en 1860, dans les départements suivants :

Mortalité des enfants assistés d'un jour à un an.

Loire-Inférieure	90,50	p. 100.
Seine-Inférieure	87,36	—
Eure	78,12	—
Calvados	78,09	—
Aube	70,27	—
Seine-et-Oise	69,23	—
Côte-d'Or	66,46	—
Indre-et-Loire	62,16	—
Manche	58,66	—

Le docteur Devilliers, dans un compte rendu à l'Académie de médecine, donne les chiffres suivants à lui fournis par le docteur de la Souchère, médecin en chef des hôpitaux de Marseille, sur la mortalité des enfants de cette ville, abandonnés sur la voie publique ou dans les tours.

33 p. 100 meurent dans le 1er septénaire.
26 p. 100 meurent en nourrice pendant la 1re année.

Total... 59 p. 100 meurent avant un an.

Le docteur Perron, dans une brochure intitulée : *Recherches sur la mortalité dans le département du Doubs* (Besançon, 1866), rapporte cette épitaphe qu'il a copiée sur une tombe, dans un cimetière de cette ville: « *Ci-gît... qui fut nourrice de 96 enfants.* » L'épitaphe ne dit pas combien de ces enfants ont précédé leur nourrice au cimetière; 96 peut-être!

Cette nourrice n'avait-elle pas une fille digne d'elle, et cette épitaphe n'était-elle pas une réclame?

Cette supposition n'est pas invraisemblable, car, dit M. Guérin (1), « nous savons tous qu'il existe une classe de mères qui sont dépossédées de tout instinct de maternité et de moralité. Ces natures dégradées et dominées par des sentiments exceptionnels, cherchent, quand elles n'ont pu se débarrasser de leur enfant à l'état embryonnaire ou fœtal, cherchent, dis-je, dans l'industrie des nourrices un moyen moins compromettant et plus assuré d'accomplir leur coupable dessein. Je n'aurais pas osé prendre seul la responsabilité d'une telle révélation. Il y a longtemps que ces faits existent et sont connus des médecins qui habitent les contrées où l'on place beaucoup d'enfants en nourrice. M. Brochard n'a pas craint de les signaler dans son travail si remarquable sur la mortalité des nourrissons. Comme fait particulier, ce courageux confrère cite le cas d'une fille-mère qui avait placé ses deux jumeaux chez une fille-mère comme elle, et connue pour sa mauvaise conduite. La nourrice n'avait point de lait, et les nourrissons étaient dans l'état le plus pitoyable. M. Brochard s'était cru obligé d'avertir le commissaire de police, et celui-ci d'informer la mère. Celle-ci trouva ses deux jumeaux bien soignés et dit qu'on s'était mêlé d'une chose qui ne regardait personne. »

« J'ai pendant dix-huit ans, ajoute M. Brochard, observé un fait qui m'a toujours singulièrement frappé, et que, dans l'intérêt de la morale, je crois utile de publier.

» Dans certaines communes pauvres, toujours éloignées du chef-lieu judiciaire de l'arrondissement, on voit des femmes et des filles qui ont, dans toute la contrée, la réputation bien méritée d'être de très-mauvaises nourrices. Chez elles, les nourrissons ne font que paraître et disparaître.

» Eh bien ! ces femmes ont toujours des nourrissons ; ces nourrissons sont presque toujours des enfants de filles, et ces nourrices

(1) Thèse Pironon.

sont toujours parfaitement et régulièrement payées. Un tel fait se reproduisant d'une manière identique sur divers points d'un arrondissement, ne saurait être l'effet du hasard ; il est entièrement le résultat d'un calcul. Il est évident, pour le médecin, que ces femmes chez lesquelles les enfants meurent si facilement, sont connues, recherchées de certaines maisons de la capitale, et que leurs services mêmes y sont très-appréciés. »

« Je ne connais qu'excessivement peu de bonnes nourrices, écrit le docteur Galopin. J'en connais beaucoup de très-mauvaises. Il en est qui font de cela métier depuis dix, douze ou quinze ans, qui ont toujours des nourrissons et qui, je crois, n'en ont jamais rendu aux parents ; ce qui m'a fait dire bien souvent que je trouvais très-bêtes les filles de Paris qui donnent tête baissée dans le Code pénal en tuant leurs enfants, quand elles pourraient éviter le piége que leur tend la loi en les mettant en nourrice à Montigny ou dans certaines maisons de la commune d'Iliers (Eure-et-Loir) » (1).

Si je voulais puiser au hasard dans les écrits des médecins qui se sont préoccupés de l'éducation de la première enfance, je pourrais multiplier à l'infini les citations et mettre en lumière les faits les plus révoltants. Cela prouverait beaucoup, sans doute, contre l'usage d'envoyer les enfants en nourrice ; mais cela ne prouverait pas grand'chose contre « l'allaitement par une nourrice », et ne prouverait absolument rien en faveur de l'allaitement maternel.

Les enfants confiés aux nourrices dont parlent MM. Brochard et Galopin auraient-ils été mieux soignés par leur mère, et la mortalité en France aurait-elle diminué d'un seul cas, si ces enfants-là fussent restés au sein maternel ? Je me permets d'en douter.

Il importe de distinguer entre les enfants qu'on envoie en nourrice et ceux qu'on envoie à la mort.

Certes, je ne me propose pas de faire ici l'apologie de la nourrice. Je sais qu'il en est peu de bonnes, et j'ai vu trop souvent dans quel état déplorable les pauvres enfants sont souvent rendus à leur famille, pour donner jamais à une mère le conseil d'envoyer loin d'elle son enfant à une femme qu'elle ne connaît pas, toutes les fois qu'elle peut faire autrement.

Les fâcheux résultats obtenus sont dus le plus souvent à l'incurie et à la cupidité des nourrices ; bien souvent aussi à des préjugés invétérés, à des usages antihygiéniques consacrés par l'habitude et

_____
(1) Thèse Pironon, p. 50.

que rien encore n'a pu déraciner. Et ces habitudes et ces préjugés morbifères, l'enfant en est victime aussi souvent auprès de sa mère que chez une nourrice.

Pour avoir raison de ces préjugés, il faut les combattre avec des faits positifs, et la science ne peut pas encore nous fournir tous les faits dont nous avons besoin pour cela.

La première question à résoudre est celle-ci : qu'est-ce qu'un aliment ; quelles substances sont assimilables par l'enfant ; peut-on donner à l'enfant une autre alimentation que le lait de sa mère ; le lait d'un animal peut-il suppléer le lait maternel ; les bouillons de viandes, les féculents sont-ils assimilables par les enfants ; peuvent-ils être utilement introduits dans leur alimentation ; dans quelles proportions et à quel âge ?

La science n'est point en mesure de répondre à ces questions avec l'autorité qui convient.

On sait bien que l'alimentation prématurée produit chez les enfants des désordres gastro-intestinaux, — catarrhe, lientérie, etc. — Mais que doit-on entendre au juste par alimentation prématurée (1)? Quels aliments pourra-t-on permettre, quels autres faut-il interdire? A quels caractères reconnaîtra-t-on l'alimentation prématurée? Les désordres gastriques peuvent apparaître pendant l'allaitement maternel exclusif : ils ne seront donc pas un caractère bien certain. On n'osera pas conclure que le lait maternel soit une alimentation prématurée. Il n'est cependant pas toujours complétement digéré, ainsi que je m'en suis bien souvent assuré.

(1) De très-bonne heure, les chevaux de courses reçoivent de l'avoine, d'abord ramollie, concassée ou moulue, comme supplément au lait de leur mère, supplément qui s'augmente d'une manière progressive, après le sevrage, et constitue, joint à l'herbe de la prairie qui doit toujours être de très-bonne qualité, une alimentation tonique et substantielle. Cela leur fait acquérir une constitution solide, qui les prépare aux exercices méthodiques par lesquels ils seront entraînés.

..... Peu de foin, beaucoup d'avoine et point du tout de paille, voilà ce qui compose le régime alimentaire des poulains qu'on entraîne. Le régime est ainsi composé dans un double but : celui de ménager les organes digestifs en ne les surchargeant point de matière non alibiles, et celui de leur fournir sous un faible volume la plus forte somme possible de matériaux réparateurs pour les organes exercés. » (A. Sanson.)

Il y a donc à distinguer l'alimentation précoce de l'alimentation prématurée. Or, l'expérience a démontré aux éleveurs que l'alimentation précoce donne de bons résultats.

D'autre part, on voit des enfants auxquels on donne à profusion des potages et des panades dès les premières semaines, et même dès les premiers jours, et qui digèrent parfaitement cette nourriture grossière et croissent à merveille. J'ai vu de magnifiques enfants, roses et potelés, qui s'accommodaient parfaitement de ce régime. Il y a fort peu de temps, une jeune femme me disait à la consultation de l'hôpital Saint-Antoine, que son jeune enfant alors âgé de onze mois, qu'elle venait de sevrer parce qu'elle se croyait enceinte (elle est en effet grosse de cinq mois environ) a jusque-là été nourri au sein et aux soupes et panades. On lui a donné des potages dès le quatrième jour de sa naissance. Dès les premiers mois, il mangeait du pain trempé dans la sauce des viandes que mangeaient ses parents; il a toujours été fort, bien portant, et a fait ses premières dents vers cinq mois sans être indisposé.

En somme, on ne peut scientifiquement considérer comme prématurée que l'administration d'aliments non assimilables.

Mais les facultés assimilatrices sont-elles les mêmes chez tous les enfants; est-il possible de fixer un âge auquel on puisse sans inconvénient donner à l'enfant tel ou tel aliment ?

Sans doute, il sera sage de ne pas se presser de donner des aliments trop substantiels. Il sera bon de recommander de prolonger la lactation, d'autant plus que l'excès en ce sens ne saurait entraîner de dangers; mais la routine est là qui nargue la recommandation du médecin, et la recommandation de la commère dit à la mère ou à la nourrice : « On t'a fait manger, à toi, des soupes et des panades, tu as toujours été fraîche et forte; fais pour ton enfant ce qu'on a fait pour toi, et n'écoute pas ton médecin. »

Le conseil sera d'autant moins écouté qu'il sera plus prudent, parce qu'il s'éloignera davantage de la pratique journalière qui, il faut bien le reconnaître, compte de nombreux succès.

A quoi tiennent les insuccès — disons mieux, les désastres — de cette pratique journalière ? Est-ce à l'abus?

Mais où commence l'abus? où faut-il limiter l'usage? Ce n'est point en proscrivant d'une manière absolue la routine qu'on l'empêchera de subsister et de faire des ravages; c'est en l'étudiant d'une manière approfondie et en déterminant d'une façon rigoureuse dans quels cas elle est bonne, dans quels cas elle est mauvaise.

Or, ce n'est pas seulement chez les nourrices qu'on voit ce système d'alimentation mis en pratique. Il est peu de famille où l'on n'ait de la tendance à alimenter trop tôt les enfants. Sous ce rapport, l'enfant se trouve à très-peu près dans les mêmes conditions, qu'il reste près de sa mère ou qu'il soit confié à une nourrice. Parfois même il arrivera que la tendresse inintelligente de la mère la faisant céder aux caprices de l'enfant, lui sera plus préjudiciable que ne l'eût été l'indifférence d'une nourrice.

Peu de médecins sont d'accord sur la nature de l'alimentation qui convient le mieux à l'enfant (alimentation supplémentaire) et sur l'époque où on peut la donner.

Quelques-uns la permettent dès l'âge de cinq à six mois ; d'autres veulent qu'on attende seize à dix-huit mois. D'autres proscrivent tout autre aliment que le lait avant que l'enfant n'ait ses vingt dents.

Comment résoudre ce problème?

Nous avons vu que, dans la pratique, l'allaitement maternel est souvent impossible. L'allaitement par une nourrice l'est aussi quelquefois. Examinons quelques-uns des modes de l'alimentation artificielle.

Ce genre d'alimentation est condamné par presque tous les médecins. Mais les médecins se sont bornés à constater que la mortalité est énorme parmi les enfants élevés ainsi, et ils ont cru devoir condamner sans appel l'alimentation artificielle.

Je crois devoir en appeler de leur jugement. Ils ont confondu deux choses essentiellement différentes : l'alimentation, et les soins donnés à l'enfant. Toutes les fois que l'enfant reçoit tous les soins nécessaires à son âge et à son état de développement, l'alimentation artificielle exclusive dirigée par la mère ou par une nourrice intelligente et affectueuse, réussit et produit de très-beaux nourrissons.

Trois choses importent surtout au jeune enfant : que ses aliments, donnés à intervalles réguliers et en quantité suffisante (lait de la mère ou autre), soient assimilables par ses organes et n'aient subi aucun commencement d'altération ; qu'on ne le laisse pas exposé à un abaissement de température qui peut déterminer chez lui des affections très-diverses et occasionner la mort (sclérème, affections pulmonaires, ophthalmie, ictère, péritonite, etc.); qu'il satisfasse largement son besoin de sommeil. La propreté ne vient qu'en dernier lieu. Je suis persuadé que l'action du froid est une cause de mort aussi fréquente que l'insuffisance et la mauvaise qualité des aliments. « A part les enfants condamnés à mort avant d'avoir vécu, trois grandes causes me semblent se liguer ensemble pour détruire la vie de l'homme naissant, ce sont : la naissance avant terme, une alimentation insuffisante ou vicieuse, et, surtout pour les enfants faibles, une trop basse température. L'influence épidémique vient après (1).»

L'alimentation artificielle est-elle fatalement insuffisante ou vicieuse ? Évidemment non. Tout le monde a vu et voit chaque jour des enfants qu'on nourrit au biberon, avec le lait de vache ou le lait de chèvre pur ou coupé soit avec de l'eau sucrée, soit avec de l'eau d'orge ou de gruau, et ces enfants s'élèvent et croissent comme ceux qui ont le sein de leur mère, quand ils sont entourés d'ailleurs de tous les soins que réclame leur âge.

Le fait seul de l'alimentation artificielle exige, il est vrai, des soins plus minutieux que l'alimentation naturelle. Le sein est un biberon toujours prêt, où la boisson est toujours à la température voulue. Laver le mamelon avant et après chaque tétée est un soin facile à prendre et rapidement exécuté. Il n'en est pas de même de l'approvisionnement de substances toujours fraîches et dont il faut constater avec soin la pureté et le bon état de conservation, de la confection des boissons qu'il faut chauffer à la température convenable. En outre, il faut nettoyer avec le plus grand soin le biberon dans lequel des restes très-minimes de boissons peuvent séjourner et s'altérer, puis déterminer l'altération de l'aliment qui subit ce contact et amener chez l'enfant des désordres gastro-intestinaux.

Les précautions, les soins à prendre sont nombreux et de tous les instants. Ils sont la plupart du temps négligés par les nourrices mercenaires et même par les mères ; de là tant d'accidents en raison desquels on a condamné l'alimentation artificielle qui n'en peut mais.

« Si l'emploi exclusif du biberon devient une nécessité, que le lait soit le plus frais possible, coupé avec de l'eau sucrée, tiède et non bouilli ; qu'on le donne par dose de 50 à 60 grammes toutes les deux heures en moyenne, soit 5 à 600 grammes en dix ou douze fois dans les vingt-quatre heures. Nous avons vu de cette manière quelques enfants se maintenir en bon état pendant plusieurs jours, et cependant nous n'en persistons pas moins à soutenir que le biberon doit être proscrit des hôpitaux et que le tolérer c'est absoudre l'infanticide ; notre opinion est d'autant plus ferme, que ce que nous avons vu à la Maternité n'est malheureusement que la reproduction de ce qui se passe ailleurs, où nous avons été témoin de nombreux faits semblables (2). »

(1) Thèse Bouchaud, p. 84.
(2) Thèse Bouchaud, p. 131.

M. Bouchaud a constaté qu'avec des soins convenables le bibero n peut donner de bons résultats. Néanmoins, de parti pris il en rejette absolument l'usage. C'est un tort. Le biberon est devenu une nécessité sociale. Qu'on l'accepte ou qu'on le rejette, il est, il s'impose.

Tous les médecins reconnaissent que toute mère n'est pas apte à l'allaitement. A défaut du biberon, il faut à ces enfants une nourrice étrangère. Mais, a-t-on bien réfléchi que l'on condamne au biberon l'enfant de la nourrice et que du même coup on prive deux enfants du sein de leur mère ?

L'alimentation artificielle, d'ailleurs, n'a rien de commun avec le sentiment. C'est un problème social qu'il faut résoudre. Que les mères aient des devoirs sacrés à remplir, qu'importe ! si elles sont dans l'impossibilité de les remplir. Il faut que l'enfant vive, et les phrases protectrices ne sont pas pour lui une alimentation suffisante.

Au lieu de dire dans toutes les conversations, au lieu d'écrire dans tous les livres : « il faut que la mère allaite son enfant » ; je dis moi : il faut que tous ceux qui s'intéressent à l'enfance, que tous ceux qui ont souci de l'avenir de l'humanité, il faut que tous les hommes de l'art travaillent à élucider la question si obscure de l'alimentation artificielle.

Elle donne un certain nombre de bons résultats. Elle en produit un plus grand nombre de mauvais. Il est urgent qu'on observe attentivement les conditions de succès, afin de les perfectionner. Pendant qu'on discute inutilement, on n'envoie pas moins les enfants à des nourrices éloignées chez lesquelles ils meurent par milliers, victimes d'une alimentation mal entendue et mal dirigée, victimes d'une nécessité insurmontable de notre civilisation, victimes de l'ignorance publique trop longtemps entretenue par l'utopie entêtée des philanthropes qui ne regardent qu'un côté de la question.

C'est sur les enfants abandonnés surtout que la mort frappe à coups redoublés. A eux le biberon ou le petit pot; à eux les panades épaisses, les pâtées indigestes ou la faim ; à eux aussi le manque absolu des soins les plus urgents, à eux le logement insalubre, les vêtements trop légers. La moitié au moins de ces enfants meurent dans le courant de la première année.

Devra-t-on, dans le but de remédier à cet état de choses, entourer de difficultés plus grandes l'abandon des enfants par leurs mères ? On l'a tenté, et à ce propos, M. Bouchaud écrivait dans sa thèse : « Empêcher, dans la vie commune, celle qui ne veut ou ne peut allaiter son enfant de se défaire de son nourrisson, c'est prononcer l'arrêt de mort contre le petit être qui ne demande qu'à vivre et a droit à la vie. »

On s'indigne contre les mères dénaturées qui abandonnent ainsi leur enfant. Ah ! si l'on voulait y regarder de plus près, on ne s'indignerait pas contre elles seules, et l'on s'indignerait moins peut-être.

« Qu'on ne soit pas étonné, dit encore M. Bouchaud, si l'on trouve peu de sentiment chez un grand nombre de mères. La plupart de celles qui viennent accoucher ici sont filles ou délaissées ; quant à celles qui sont mariées, abandonnées ou éloignées de leurs maris, ou surchargées d'enfants, leur position n'est guère plus heureuse. Quant à leur instruction morale, elle est en rapport avec leur condition sociale. »

Quand encore les mères se bornent à abandonner leur enfant ! Mais souvent elles le tuent ou le font tuer. Hier encore la Cour d'assises nous donnait d'horribles renseignements à cet égard.

Beaucoup ne voient dans ces drames qu'une cible excellente pour exercer leur mépris. Il serait bon cependant d'y voir autre chose : le mépris est un mauvais préservatif contre cette contagion morale. J'emprunte au livre de mon ami M. Paul Lacombe, sur le *Mariage libre*, les passages suivants où l'auteur met à nu cette plaie de la société actuelle au double point de vue de la mère et de l'enfant :

« Il se peut d'abord que la mère tue l'enfant, aussitôt né. Ce genre de dénoûment, atroce dans l'intention, humain dans les conséquences, je ne puis m'empêcher de le dire, tend à prévaloir sur les autres. Plus nous allons, plus la fille mère devient sensible à la honte que l'opinion publique attache à son état, et plus elle tue l'enfant pour s'y soustraire. A l'heure qu'il est, quand les statisticiens font leur compte au bout de l'an, c'est par milliers qu'ils recensent les enfants naturels qui ont été jetés sur les chemins, dans les caves, dans les fosses d'aisances, comme des petits chiens, ou coupés par morceaux afin de les cacher plus sûrement, ou enterrés après avoir été étouffés à peine, ou brûlés, vaporisés dans des cheminées, des poêles, des fours, etc. Cela est horrible, n'est-ce pas ? Mais il faut le dire, ces filles sont folles, folles de la peur du mépris public, quand elles ne le sont pas par vingt autres causes : solitude, dénûment, jalousie, indignation, etc., sans compter les troubles physiologiques qui accompagnent si souvent l'accouchement. Figurez-vous une enfant de dix-huit ans : n'est-ce pas une véritable enfant que cet être superstitieux, craintif, sans caractère, qui ne sait rien de rien, qui n'a que des appréhensions, des imaginations, des pressentiments, et pas une notion réelle? Figurez-vous, dis-je, cette enfant, au moment où elle voit qu'elle va devenir la cible du mépris et des colères universelles. Parents, amis, voisins, et les passants même, tous, les connus et les inconnus, vont se déclarer contre elle. Elle seule d'un côté et tout le reste des hommes de l'autre. Elle jette les yeux autour d'elle : tout lui est ennemi. Elle se voit comme dans une foule immense dont les visages insultants font cercle et dont les regards se concentrent sur sa tête. Jamais aucun homme ne s'est trouvé dans une situation absolument semblable, car pour qu'elle le fût, il faudrait changer la nature masculine en la féminine. Avec cela, je voudrais que quelqu'un de ces caractères énergiques, effrontés même, comme un Mirabeau par exemple, eût passé par cette épreuve réservée aux jeunes filles, et qu'il nous en eût dit après ses impressions : il nous ferait comprendre, je crois, la folie barbare des mères infanticides.

» Autre dénoûment, la mère pardonne à son enfant ; elle accepte la honte et la misère.

» Troisième dénoûment, de beaucoup le plus fréquent, au moins aujourd'hui, et qu'on pourrait considérer comme la loi dont les autres dénoûments seraient l'exception. L'enfant est exposé, abandonné quelque part, où il est probable qu'on le recueillera. »

Voilà pour les mères ; voici pour les enfants :

« Voilà donc l'enfant à l'hospice.... On le met en nourrice à la campagne..... Les trois quarts meurent..... Au reste, ce sont là les heureux de la tribu....

» A six ou sept ans, l'enfant quitte la nourrice. L'État le met en condition chez un cultivateur. Pourquoi ce cultivateur reçoit-il sous son toit cet être, qu'il regarde généralement avec un mépris vertueux, si ce n'est parce qu'il espère en tirer plus d'usage que d'un enfant honnête, ayant un nom et des parents, c'est à-dire des protecteurs? Ce cultivateur est pauvre toujours ; souvent même il se flatte d'un vain titre, n'ayant culture d'aucune espèce. A quoi l'enfant sera-t-il employé chez lui? A garder quelques bêtes bohêmes qu'on lui enseignera à faire vivre ingénieusement sur la lisière des champs d'autrui et sur celle du Code correctionnel. L'enfant apprend du maraudage, peu ou beaucoup, voilà sa vie au dehors. Au dedans, que trouve-t-il quand il rentre le soir? Question peu embarrassante. On devine ce qu'un homme né, élevé dans l'extrême ignorance et l'extrême misère, peut être à l'égard d'un enfant que rien ne protége, ni sa force, ni celle d'autrui, ni aucune affection naturelle, qui a un nom infâme, et qui d'ailleurs, devenant bientôt, grâce à son maître même, un franc garnement, offre assez de prétextes à un brutal peu difficile sur les prétextes à la main.....

» En résumé, l'enfant naturel souffre dans sa chair le suprême supplice, qui est d'être mal nourri, mal logé, mal vêtu, et bien battu tous les jours que Dieu fait ; il a aussi en partage la dernière des misères morales, qui est de perdre l'honnêteté, et de devenir méchant. »

Pourquoi y a-t-il autant d'enfants abandonnés ?

La faute en est, à part les exceptions, au manque d'éducation morale et à la misérable condition sociale à laquelle sont réduites les malheureuses qui abandonnent leur enfant. La faute en est aux lois qui stigmatisent du même coup l'enfant naturel et sa mère. L'opinion publique, à la remorque de la loi, flétrit la fille-mère et tend à lui refuser le maigre salaire indispensable à son entretien et à celui de son enfant. C'est par l'opinion publique et par la loi qu'en réalité l'enfant naturel est abandonné, est voué à la mort.

Dévergondage ! disent les moralistes.

Ce mot n'a rien qui m'étonne sur les lèvres des purs théoriciens de la morale, habitués à ne regarder que le côté métaphysique des choses. Les médecins sont plus indulgents : ils savent que l'homme n'est pas seulement un être plus ou moins raisonnable et civilisé ; il est surtout et toujours un animal composé d'organes dont le fonctionnement lui impose des besoins auxquels il n'est pas maître de se soustraire. Les conventions sociales parlent à voix bien basse à celui qu'aiguillonne un impérieux besoin.

Le mariage, tel que l'ont fait nos lois, est devenu pour beaucoup une formalité de luxe inabordable ou un trop lourd fardeau. Le besoin génital ne s'en fait pas moins sentir (1). Mère, la fille est flé-

(1) « Besoin génital et contre-coup de ce besoin sur les centres nerveux, telle est, en effet, la formule de l'amour, du *Lymnæus auricularis* à l'*homo sapiens*. Naturellement, la part intellectuelle est d'autant plus grande que les centres nerveux sont plus parfaits ; mais du simple accouplement chez les animaux inférieurs à l'amour-passion de l'homme intelligent des races supérieures, la transition est assez graduée.

» Il est d'abord une condition générale commune à tous les animaux sans exception, c'est que la phase amoureuse de leur existence correspond au plein épanouissement de l'individu ; c'est la floraison animale, assez comparable en cela à la floraison végétale consacrée aussi à la reproduction.

» L'intime liaison des faits cérébraux, des désirs amoureux avec certaines modifications physiologiques des organes génitaux est bien plus évidente chez les autres

trie. Elle tâche de dissimuler ce que la société appelle hypocritement
« *sa faute* », ce qui est la faute de la société. C'est là qu'il faut chercher la raison d'être de l'abandon de l'enfant et de l'industrie des
nourrices.

Le mariage lui-même n'est pas une garantie suffisante. La femme,
abandonnée par son mari, abandonne à son tour ses enfants. Cela
se voit souvent, bien que la loi ait rivé une chaîne qu'on ne peut pas
briser. C'est à la femme seule que la loi demande compte de la vie
de ses enfants, et sa condition sociale ne lui permet pas de les élever.
La recherche de la paternité est interdite ; l'opinion ne flétrit pas le
père qui abandonne son enfant. Dans cette occurrence, la mère qui
a commis la faute de ne pas mettre de son côté le Code et l'opinion

vertébrés que chez l'homme ; car chez eux la fonction génésique, franchement
intermittente, sommeille une grande partie de l'année, pour se réveiller impétueu-
sement et transitoirement, quand la saison, le milieu extérieur sont le plus favorables au développement de l'animal et à l'élevage de ses petits.

» Sans vouloir faire ici minutieusement la physiologie du rut, nous devons noter
que toujours il est occasionné par les phénomènes congestifs, par une surexcita-
tion nutritive des organes de la génération. Chez le mâle, la prostate se tuméfie,
les testicules grossissent, des spermatozoaires apparaissent dans les canalicules
seminifères. Chez la femelle, les ovaires se congestionnent, se gonflent ; parfois,
surtout chez les mammifères supérieurs (chiennes, juments, vaches, buffles,
singes, etc.), on constate un écoulement sanguin.

» Dugès fait remarquer, avec beaucoup de justesse, que chaque époque de rut
est pour les animaux comme une nouvelle puberté. Le pelage des uns, le plumage
des autres acquièrent des teintes plus riches, plus variées. Parfois des productions
épidermiques spéciales apparaissent chez le mâle et lui servent d'armes et d'orne-
ment.

» Des modifications morales coïncident avec cette jeunesse temporaire, avec ce
luxe de parure.

» Presque jamais de véritable accouplement chez les batraciens. Souvent le
mâle répand sa liqueur séminale en nageant autour de sa femelle. Pourtant, chez
le crapaud et la grenouille, par exemple, le mâle se cramponne sur le dos de sa
femelle, sans s'accoupler, mais en fécondant les œufs au fur et à mesure de la
ponte. Quoique cette besogne dure parfois des semaines, le mâle s'en acquitte avec
une telle ardeur, il est tellement enivré de volupté que Spallanzani a pu mutiler
des grenouilles et des crapauds mâles accouplés, leur amputer les cuisses, sans
réussir à leur faire interrompre leur amoureux emploi. (Spallanzani, *Expériences
pour servir à l'histoire de la génération.*)

» L'homme n'est point un être à part dans la nature. Il est simplement le plus
intelligent des animaux terrestres. Chez lui, aussi bien que chez les autres membres du règne animal, les impressions, les désirs, les passions, sont en étroite

n'a plus qu'une ressource, — elle la cherche à l'ombre de ce proverbe qui sent bien son origine religieuse : Péché caché est à moitié pardonné, — l'abandon, la nourrice éloignée et à bon marché.

Je ne connais qu'un remède efficace à cette plaie : la suppression de la loi qui l'a faite.

La loi qui fait des enfants, au jour de leur naissance, deux catégories, dont l'une se compose de parias, doit être abolie;

La loi qui met une mère dans l'alternative d'abandonner son enfant ou de le tuer, ou de mourir de faim avec lui en le conservant, doit être abolie ;

corrélation avec l'état de la trame organique. L'amour humain n'est point un sentiment spécial, inexplicable, divin, c'est-à-dire inintelligible. C'est le rut chez un être intelligent. Lisons les poëtes ; ne dédaignons pas les amoureux et observons-les ; mais pour avoir une explication rationnelle des faits de la vie, quels qu'ils soient, adressons-nous d'abord aux physiologistes.

» Ces hommes prosaïques nous diront que, chez l'homme comme chez l'animal, l'amour a pour cause initiale certains phénomènes congestifs et hypertrophiques des glandes génératrices ; que chez lui, avant la puberté, l'amour est absent, parce que testicules et ovaires sont encore rudimentaires, parce qu'il n'y a pas de spermatozoaires dans les canalicules spermatiques de l'enfant. Toutes les femmes savent et beaucoup d'hommes n'ignorent pas que la période menstruelle est signalée moralement par l'épanouissement de sentiments tendres.

» Or, nos physiologistes nous affirmeront que les faits biologiques menstruels chez la femme sont identiques avec ceux du rut chez les femelles des mammifères supérieurs ; que chez ces dernières, comme chez la femme, chaque accès amoureux correspond à une congestion ovarienne, au gonflement et à la rupture d'un ou plusieurs follicules de Graaf, rupture que suit une ponte ovulaire et qu'accompagne souvent une congestion de la muqueuse utérine avec écoulement sanguin. Les accès seulement sont plus fréquents. Si donc on a pu dire que chez les animaux le rut était une puberté intermittente, on peut dire que chez l'homme cette puberté du rut est presque permanente, pendant la période moyenne de la vie.

» Cet afflux génital est donc la cause primordiale de l'amour chez l'homme. Il le produit en provoquant dans le cerveau des impressions spéciales. Les fibres nerveuses reliant les organes de la génération aux centres nerveux servent de conductrices. Ces fibres gagnent d'abord la moelle épinière, puis le cerveau. Par leur intermédiaire, des désirs naissent dans les hémisphères cérébraux, et ces désirs mettent en jeu toutes les facultés. Le rôle de ces fibres nerveuses a été constaté expérimentalement chez les animaux. En les irritant, chez un cochon d'Inde, dans la région lombaire, le docteur Ségalas a provoqué une émission spermatique, et le même résultat s'obtient sur des chiens en excitant ces fibres immédiatement avant leur arrivée au cerveau, sur le plancher du quatrième ventricule où elles s'étalent.»

(Ch. Letourneau, *Encyclopédie générale*, art. Amour.)

La loi qui protége le père qui abandonne son enfant contre la mère qui l'élève, doit être abolie ;

La loi qui rive l'un à l'autre et force à vivre dans un concubinage perpétuel un homme et une femme qui se haïssent, et les expose à procréer des enfants qui vivront ou mourront abandonnés, même sous le toit paternel, doit être abolie.

Ce n'est point ici le lieu d'entrer dans de plus amples détails à à cet égard. Mais je ne sors nullement de la question qui fait le sujet de cette thèse, en demandant la révision d'une loi nullement en rapport avec nos besoins sociaux, moins encore avec nos besoins physiologiques, et dont les dispositions sont des arrêts de mort contre des milliers d'enfants qui pourtant ont droit à la vie, par cela seul qu'ils vivent.

Je considère que c'est pour le médecin un droit incontestable, bien plus, un devoir impérieux auquel il ne saurait se dérober sans honte, de faire hardiment son procès à toute disposition du code, à tout usage routinier dont l'exécution est contraire à l'hygiène physique ou morale.

Il y a une année à peine, on était tenu encore de porter à la mairie, par quelque temps qu'il fît, les nouveau-nés pour faire la déclaration de leur naissance. Combien sont morts victimes de cet absurde usage? C'est à la courageuse initiative des médecins et aux persévérants efforts de la Société protectrice de l'enfance, qu'est due l'abrogation de cette disposition barbare.

Que de conquêtes du même genre il nous reste encore à faire !

II

Alimentation artificielle.

Abordons enfin l'étude de l'alimentation des enfants.

Tous les auteurs la divisent en :

Alimentation naturelle et alimentation artificielle.

Je parlerai plus loin du lait maternel ; je vais m'occuper tout de suite de l'alimentation artificielle.

Je ne me propose pas ici de faire la critique des divers appareils à l'aide desquels on fait prendre à l'enfant sa nourriture : biberon, petit-pot ou cuiller, l'appareil importe peu. C'est une question de commodité, rien de plus. Ce qui importe, c'est la quantité et la qualité des aliments absorbés.

L'aliment naturel de tout jeune mammifère, c'est le lait.

Si nous considérons l'animal pendant sa vie embryonnaire, nous pouvons dire avec M. Joly (de Toulouse), que l'aliment naturel et premier de tout vertébré est l'œuf.

L'œuf et le lait présentent d'ailleurs une analogie frappante dans leur composition chimique, ainsi que je m'en suis assuré par plusieurs analyses dont je donne plus loin le résultat.

Peut-on, sans inconvénient, ou même avec certains avantages, remplacer l'aliment naturel par un aliment artificiel? Si oui, quel devra être cet aliment, quel caractère devra-t-il présenter?

Il doit contenir, ainsi que je l'ai dit plus haut, tous les éléments chimiques qu'on trouve à l'analyse dans le corps de l'animal lui-même. Mais il ne suffit pas que ces éléments y soient contenus, il faut qu'ils soient présentés sous une forme assimilable et dans des proportions convenables.

Préparation d'un aliment artificiel complet et complétement assimilable, tel est le problème à résoudre. Il n'est pas résolu encore; mais on y parviendra peut-être. La considération suivante me donne bon espoir :

La nature, qui avait voulu que la poule couvât ses œufs, qui avait cru que les petits poulets ne pourraient bien éclore que sous les ailes d'une poule, à laquelle elle a donné tout exprès pour cela un duvet chaud et une tendresse maternelle qui fait défaut à bien des femmes, la nature avait commis une bévue; la couveuse artificielle a prouvé que ses vœux à cet égard étaient naïfs à faire pitié.

Percy recommande comme succédané du lait une boisson ainsi préparée :

« Prenez une once de beau blé mondé de tous grains étrangers et surtout d'ivraie; faites-le bouillir dans un litre et demi d'eau jusqu'à diminution d'un quart, avec deux tranches de navet chacune de la grandeur et de l'épaisseur d'un écu de 6 fr. et le double de carottes. Sur la fin de la cuisson, ajoutez deux gros de sucre candi et laissez reposer et refroidir à moitié ; ensuite passez et versez le mélange sur une cuiller dans laquelle on aura mis le tiers d'un jaune d'œuf; agitez avec la cuiller pour mieux opérer la mixtion. »

M. Bouchardat préfère un mélange de jaune d'œuf, de sucre et d'amidon délayé dans de l'eau.

M. Bouchut (*Hygiène de la première enfance*, 1862, p. 148 et 225) prescrit le lait de vache écrémé, coupé avec de l'eau sucrée, afin de se rapprocher de la composition du lait de femme.

Van-Helmont préconisait une panade que personne aujourd'hui n'oserait plus employer; elle consiste en du pain légèrement bouilli dans du vin ou de la bière avec du miel ou du sucre, réduit à une consistance mucilagineuse et délayé dans suffisante quantité d'eau. Cependant le nom de Van-Helmont ne permet pas de supposer qu'il recommandât cette préparation bizarre sans l'avoir jamais vue employée avec quelque succès.

J'emprunte au *Répertoire de pharmacie* de M. Bouchardat les pages suivantes, relatives à l'alimentation artificielle par le lait Liebig :

« La grande mortalité des enfants pendant la première année qui suit la naissance, dans les grandes villes, a appelé, dans ces derniers temps, l'attention sérieuse des médecins français.

» On a fait des observations analogues en Allemagne, et les tableaux statistiques du grand-duché de Bade, publiés par M. Dietz, fournissent des documents irrécusables sur ce fait, que la mortalité des enfants est relativement plus forte dans les contrées où la mère est obligée de contribuer par son travail au soutien matériel de la famille. Ainsi, dans la plaine située entre la Forêt-Noire, l'Oderwald et le Rhin, contrée très-fertile, la mortalité est de 15 à 18 pour 100, et dans les parties montagneuses de la Forêt-Noire, où les moyens d'existence s'acquièrent plus difficilement, elle s'accroît jusqu'à 42 pour 100 dans la première année. La même progression a été constatée en Bavière.

» Beaucoup de médecins allemands considèrent l'alimentation des enfants au moyen de la bouillie ordinaire faite de farine et de lait, comme une des causes de cet affligeant état de choses. La composition chimique de la farine de froment est en effet telle, qu'elle explique d'une manière évidente son action nuisible sur l'hygiène de l'enfance; elle possède une réaction acide et laisse, après l'incinération, des phosphates acides qui ne sauraient fournir dans la digestion la quantité d'alcali nécessaire pour la formation du sang.

» Appelé, il y a deux ans et demi, à réfléchir sur une nourriture propre à l'alimentation de deux de mes petits-enfants, qui ne pouvaient être nourris par leurs mères, je me suis occupé d'une séric d'expériences, pour préparer un aliment mieux approprié que la bouillie aux besoins de l'enfant.

» On comprend sans peine quelle difficulté présente l'alimentation des enfants privés du lait maternel ou de celui d'une bonne nourrice, dont le choix est d'ailleurs difficile et offre souvent d'autres dangers pour le nourrisson. En effet, les aliments qu'on donne à de tels enfants ne présentent jamais la valeur nutritive du lait de femme.

» La composition du lait n'est pas constante; les proportions du caséum, du sucre de lait et du beurre varient, comme on le sait, suivant les aliments employés à nourrir la mère. J'ai pris pour base de ma préparation la composition d'un lait normal de femme, analysé à Giessen par M. Haidlen, et dont 100 parties contenaient 31 de caséum, 43 de sucre de lait et 31 de beurre. Les substances plastiques et les substances produisant la chaleur se trouvent dans ce lait dans la proportion de 10 à 38; dans le lait de vache non écrémé, comme 10 à 30; et dans le lait écrémé, comme 10 à 25.

» Dans la préparation à laquelle je me suis arrêté, j'emploie du lait écrémé, de la farine de froment, de l'orge germée et du bicarbonate de potasse. On ne saurait dire que l'amidon, dans la bouillie ordinaire, soit impropre à nourrir l'enfant; mais il n'en est pas moins vrai que, pour sa transformation en sucre dans l'estomac, on impose à l'organisme du nourrisson un travail inutile; on le lui épargne, par contre, en transformant préalablement l'amidon en sucre et dextrine soluble. Cette considération explique l'emploi de l'orge germée ou du malt dans la préparation de mon lait artificiel; il est encore important que la consistance de l'aliment soit telle, qu'on puisse l'administrer à l'enfant par le moyen d'un biberon.

» Pour la préparation de mon lait artificiel, on fait bouillir 16 grammes de farine de froment avec 160 grammes de lait écrémé, jusqu'à ce que le mélange soit transformé en une bouillie homogène; on le retire ensuite du feu et l'on y ajoute, immédiatement après, 16 grammes d'orge germée qui aura d'abord été broyée dans un moulin à café, et mélangée avec 32 grammes d'eau froide et 3 grammes d'une solution de bicarbonate de potasse, la dernière faite de 11 parties d'eau et 2 parties de bicarbonate.

» Après avoir ajouté l'orge germée, on met le vase dans de l'eau chaude, ou on le place dans un endroit chaud jusqu'à ce que la bouillie ait perdu sa consistance épaisse et soit devenue douce et liquide comme de la crème. Au bout de quinze à vingt minutes, on remet le tout sur le feu, on fait bouillir quelques instants, et l'on fait ensuite passer le lait à travers un tamis serré de fil ou de crin, qui retient les matières fibreuses de l'orge. Avant de donner ce lait à l'enfant, il est bon de l'abandonner au repos pour qu'il laisse déposer les matières fibreuses fines qui sont restées en suspension.

» Le lait artificiel préparé de cette matière renferme les éléments plastiques et respiratoires, à très-peu de chose près dans la proportion de 10 à 38, comme le lait de la femme ; porté à l'ébullition, il se conserve en été pendant vingt-quatre heures ; il a une concentration double de celle du lait de femme.

» Les pères de mes deux petits-enfants sont médecins et parfaitement en état d'apprécier les effets de mon lait artificiel ; fort de leur assentiment et après avoir acquis, par une expérience de six mois, la conviction que ce lait constitue un moyen parfait d'alimentation, j'ai publié la description de sa préparation et les principes sur lesquels elle est fondée, dans mes *Annales de chimie*, t. CXXXIII, sans d'abord y attacher une importance particulière ; mais, depuis cette publication, le besoin général d'un aliment de cette nature m'a vivement frappé, quand j'ai vu naître en Allemagne, en Angleterre et aux États-Unis d'Amérique, une cinquantaine d'établissements qui vendent un mélange d'orge germée et de bicarbonate de potasse ou de farine, composé d'après mes prescriptions. Cette préparation est mise dans le commerce sous le nom de *soupe* ou *aliment pour les nourrissons*.

» Afin de donner une idée de l'extension qu'a prise la préparation de ce lait artificiel, il suffira de mentionner le prospectus d'une Société qui s'est formée à Londres sous les auspices du marquis Townshend et dont le Comité comprend, comme membres, huit des plus éminents médecins des hôpitaux de Londres. Cette Société fait préparer en grand cet aliment et le fait distribuer, à un prix très-modique, aux familles pauvres.

» D'après les rapports du docteur Walther et du directeur de la maison d'accouchements à Munich, le docteur Hecker, mon lait artificiel est administré avec grand succès dans beaucoup de cas de dyspepsie et de maladies d'estomac chez les adultes.

» M. le docteur Vogel, à Munich, qui s'occupe particulièrement du traitement des maladies des enfants, a rencontré au début beaucoup de difficultés pour introduire ce lait artificiel dans les familles des pauvres, parce que la bouillie épaisse perd, par l'addition de l'orge germée, sa consistance et devient liquide. On croyait, dans ces familles, que les propriétés nutritives de cet aliment étaient en rapport avec sa consistance, et qu'elles sont amoindries par l'addition de l'orge germée.

» Un fait physiologique digne de remarque est que le lait artificiel, lorsqu'il est fait avec du bicarbonate de soude, au lieu du sel de potasse, perd beaucoup de ses propriétés utiles : tandis que le lait artificiel fait avec le bicarbonate de potasse donne une régularité parfaite à toutes les fonctions animales, telles que le sommeil, la digestion, le lait préparé avec le bicarbonate de soude provoque de suite diverses indispositions, circonstance qui fait comprendre le rôle important de la potasse dans le lait ; ce dernier ne renferme pas, comme on sait, de sels de soude, si ce n'est une certaine quantité de chlorure de sodium. »

Je ne puis me prononcer sur l'alimentation au moyen du lait Liebig, ne l'ayant point expérimenté. Il ne semble pas, toutefois, à l'abri de la critique.

C'est, en somme, une préparation culinaire moins mauvaise que la bouillie, je le crois, mais d'une utilité contestable et compliquée comme à plaisir.

L'éminent chimiste voulait créer une préparation qui ressemblât le plus possible au lait de femme. Y a-t-il réussi ? Non. Le lait de vache naturel a certainement plus de ressemblance avec le lait de femme que n'en a le lait Liebig. J'aurais compris la préparation de toutes pièces d'un breuvage artificiel destiné à remplacer le lait naturel là où il est difficile ou presque impossible d'en avoir sur la pureté duquel on puisse compter. Mais puisqu'il faut du lait naturel pour faire un lait artificiel, je pense qu'il est préférable d'épargner au produit naturel la manipulation chimique.

A quoi d'ailleurs aboutit cette manipulation ? M. Liebig recommande d'écrémer le lait. On enlève donc un aliment respiratoire, le beurre, qu'on remplacera par un autre aliment respiratoire, l'amidon transformé en glucose et en dextrine. Le lait de femme est, il est vrai, plus riche en sucre et plus pauvre en beurre que le lait de vache ; mais là n'est pas la différence essentielle. Pourquoi d'ailleurs ne pas sucrer tout simplement le lait écrémé ou non écrémé? Le résultat serait sensiblement le même et l'opération y gagnerait en simplicité. La différence capitale entre le lait de femme et le lait de vache consiste surtout dans la forme que revêt l'élément albuminoïde. Dans le lait de vache, il est presque tout à l'état de caséum ; dans le lait de femme, il présente surtout les propriétés de l'albumine. La manipulation indiquée par le chimiste allemand ne change rien à cet état du caséum. Or ce point a une grande importance dans l'alimentation des enfants. Le caséum du lait de vache n'est que difficilement et incomplétement digéré. J'ai remarqué que les selles de tous les petits enfants nourris avec du lait de vache présentent une odeur infecte de caséum fermenté, comparable à l'odeur du fromage de Roquefort. L'anus présente en même temps un érythème considérable. J'ai observé ces phénomènes non-seulement sur les tout jeunes enfants, mais aussi sur des nourrissons de huit à treize mois. Je regarde comme probable qu'ils se produisent encore au delà de cet âge.

Le même fait s'est produit sur des enfants nourris exclusivement au sein de la mère. Dans ce cas, le lait était-il plus riche en caséine ? Je n'ai point dosé séparément la caséine et l'albumine, mais la manière dont le lait de femme se comporte pendant l'évaporation m'a prouvé qu'il présente souvent sous ce rapport de très-grandes dissemblances.

Le lait de vache diffère encore par les sels minéraux qu'il contient en quantité triple environ de ce que nous trouvons dans le lait de femme.

Je n'ai jamais observé que le beurre fût nuisible. Le lait de femme en contient souvent autant que le lait de vache. Dans un cas même, j'en ai trouvé une quantité vraiment énorme et le nourrisson était très-beau. Je ne vois donc aucune utilité à l'écrémage du lait.

M. Joly (de Toulouse) a fait une série d'expériences, décrites dans sa thèse inaugurale (Paris 1851), sur l'alimentation artificielle des jeunes chiens.

« Les substances alimentaires employées ont été le jaune d'œuf, soit seul (lait de poule), soit associé au bouillon de viande, au gluten granulé, au pain durci au four et pilé dans un mortier, ou bien à la pulpe extraite de l'orge germée, bouillie d'abord dans l'eau, écrasée ensuite et enfin tamisée. Pour abréger, je désignerai cette pulpe sous le nom de *malt*.

» On me demandera peut-être pourquoi, parmi les substances alimentaires végétales que j'associais au jaune d'œuf, j'ai choisi de préférence le pain, le gluten granulé, le malt surtout. A tort ou à raison, j'avais pensé que ces matières, étant éminemment azotées, puisqu'elles renferment de la fibrine et de la caséine, devraient être par cela même éminemment nutritives, pourvu toutefois qu'elles fussent mangées avec plaisir par les animaux auxquels elles étaient destinées. Quant au *malt*, outre qu'il renferme aussi beaucoup d'azote, il contient encore une certaine quantité de sucre, comme le lait lui-même, et, s'il faut en juger par les propriétés nutritives de la bière, dans la fabrication de laquelle il entre comme partie essentielle, il pouvait contribuer à l'accroissement des individus soumis à mes expériences. D'ailleurs, la germination donnant lieu, comme nous l'avons dit, à la formation d'une espèce de lait végétal destiné à nourrir la jeune plante, je tenais à m'assurer si ce lait aurait aussi la propriété de nourrir l'animal. »

M. Joly tenta quelques essais d'alimentation artificielle sur son propre fils et en obtint d'excellents résultats.

Entre la préparation de M. Liebig et celle de M. Joly, je n'hésite pas à donner la préférence à cette dernière.

Si le lait de vache est un bon aliment pour le nouveau-né, je crois préférable de le donner naturel plutôt que de lui faire subir une opération culinaire. Si l'on tient à l'affaiblir, je trouve plus simple et plus à la portée de tous de le couper avec de l'eau sucrée. Si ce lait n'est pas un bon aliment pour l'enfant, — et mes observations personnelles prouvent qu'il laisse à désirer, — sera-t-il meilleur après avoir été cuit à l'état de bouillie et ramené à l'état liquide par une demi-fermentation ? Cela est au moins douteux. Tous les médecins d'ailleurs savent que le lait bouilli est moins bien digéré que le lait non bouilli.

Néanmoins de très-nombreuses expériences prouvent que l'alimentation artificielle au moyen du lait de vache peut donner et donne chaque jour de très-beaux résultats.

S'il est important de trouver des succédanés du lait de vache, c'est surtout dans les villes où l'on n'est jamais sûr de la bonne qualité du lait qu'on emploie. L'idée d'employer du lait naturel *douteux*, comme base essentielle, pour la préparation d'un lait artificiel, me paraît devoir être abandonnée.

Un œuf est toujours bon quand il est frais, et tout le monde est apte à apprécier son état de fraîcheur. C'est cette considération qui me fait accorder la préférence au succédané de M. Joly. Toutefois, est-il bien nécessaire d'ajouter au jaune d'œuf les substances azotée et sucrée sous forme de pain ou de malt ? Dans les essais que j'ai faits à l'hôpital Saint-Antoine sous les yeux de M. le Dr Lorrain, j'ai préféré demander à l'œuf lui-même la matière azotée qu'il contient en très-grande abondance, à l'état d'albumine (le blanc de l'œuf). L'œuf entier, soigneusement battu avec de l'eau sucrée, donne un liquide présentant à très-peu près la composition chimique du lait.

En battant ensemble huit œufs dont le poids total est de 370 gr. environ, 70 à 80 gr. de sucre et 600 gr. d'eau, on obtient un litre de liquide présentant la même composition qu'un litre de lait de très-bonne qualité, en matière azotée, corps gras, sucre et matières minérales, et cela à l'aide d'une substance unique, qu'on peut se procurer partout, qui n'est point susceptible d'être frelatée. La préparation de cette boisson n'exige d'autres soins que la précaution suivante : ne préparer à la fois que la quantité de boisson nécessaire pour un repas, agiter suffisamment pour avoir un liquide bien homogène et faire tiédir la boisson au bain-marie avant de la donner à l'enfant.

Les jeunes enfants prennent volontiers cette boisson, et dans presque tous les cas où l'on donnait alternativement à boire du lait et de l'œuf, les nourrissons buvaient l'œuf très-volontiers et refusaient le lait. J'ai noté cette préférence principalement sur huit sujets où elle était très-nette (n°s 40, 52, 55, 63, 64, 69, 92, 127).

Assez rarement j'ai vu les enfants vomir cette boisson alors que le vomissement est fréquent chez ceux nourris au lait de vache. Les mêmes enfants qui supportaient mal le lait de vache ont souvent bien digéré les œufs.

Les selles des enfants présentent souvent une odeur spéciale qui tient au mode d'alimentation.

Avec le lait de vache, les fèces exhalent constamment une odeur très-désagréable, comparable à celle du fromage de Roquefort très-avancé.

Avec les œufs, parfois l'odeur n'offre rien de particulier. Le plus souvent elle est hydrosulfurée comme les œufs qui ont commencé à subir un commencement d'altération. Quelquefois l'odeur rappelle tout à fait l'odeur des œufs pourris. J'ai observé aussi, mais plus rarement, une odeur acide qui rappelle de près celle de l'oseille cuite.

Chez les enfants au sein de la mère, j'ai remarqué assez souvent aussi des anomalies. Généralement l'odeur de la déjection ne présente rien de remarquable. On y retrouve parfois cependant une odeur marquée de fromage fort ; mais ce n'est pas la même que celle qu'on observe chez les enfants nourris au lait de vache. Le plus souvent on y retrouve l'odeur du lait aigri ou du lait de beurre. J'ai noté une fois l'odeur sûre que j'ai trouvée souvent après l'ingestion de l'œuf. Ces odeurs diverses sont-elles dues à une digestion incomplète des aliments ou à un commencement de fermentation des aliments au moment de l'ingestion?

III

Altérations du lait, examen microscopique.

On sait par les travaux de M. Turpin, et par les travaux plus récents de M. Hesling que le lait s'altère promptement au contact de l'air par la végétation d'un champignon particulier. Ce champignon est le point de départ de la fermentation du lait et de sa transformation en fromage. Une fois formé, ce champignon continue très-probablement à se développer pendant le passage des aliments à travers le tube digestif. On sait d'autre part que les substances empruntées à la grande famille des champignons sont difficiles à digérer.

Niemeyer attribue un grand nombre d'affections gastriques des adultes, et surtout des enfants, à la fermentation putride des aliments. Cette fermentation commencerait, selon lui, dans la cavité buccale où séjournent presque toujours des débris d'aliments après les repas. Ces débris fermentés, ingurgités avec d'autres aliments, communiqueraient à ceux-ci le mouvement de décomposition putride qui peut ainsi se transmettre successivement aux aliments d'un repas à l'autre et amener de l'embarras gastrique, de la diarrhée, du catarrhe gastro-intestinal, qui ne peuvent guère cesser que par l'évacuation complète de l'appareil digestif au moyen d'un vomitif et d'un purgatif.

Le développement du muguet serait dû peut-être à la même cause.

Il recommande, comme moyen préventif, de nettoyer la bouche des enfants avec un linge mouillé après chaque tetée.

Le conseil me semble bon, mais je le crois insuffisant.

L'altération des aliments par un ferment, occasionnant différents états pathologiques de l'appareil digestif, me paraît être une vérité de premier ordre. Que cette fermentation commence quelquefois dans la cavité buccale, comme le pense M. Niemeyer, cela me semble indubitable; mais je regarde comme certain que cette fermentation est commencée, dans la plupart des cas, avant l'ingestion des aliments, de là la nécessité de veiller de très-près à ce que les aliments qu'on donne à l'enfant soient le plus frais possible.

Le seul moyen, dira-t-on, de lui donner des aliments exempts, à coup sûr, de tout commencement d'altération, c'est de les lui faire puiser au sein de sa mère. Cette garantie n'est certainement pas suffisante, et je n'en veux pas d'autre preuve que l'odeur de lait aigri et de fromage fermenté que j'ai si souvent constatée dans les matières fécales des enfants nourris au sein. Est-ce dans la bouche de l'enfant que commence cette fermentation? Je ne pense pas qu'il en soit ainsi, au moins dans la majorité des cas.

Qui n'a pas remarqué l'odeur spéciale de lait aigri qu'exhale presque toujours une femme qui allaite? Cette odeur me semble due au développement de la végétation décrite par MM. Turpin et Hesling. Ce champignon, l'enfant le prend sur le mamelon même de sa mère ou de sa nourrice; il continue son évolution et sa multiplication dans le tube digestif. De là l'origine des coliques, vomissements, diarrhées si fréquentes chez les nourrissons. Ce n'est pas seulement la bouche de l'enfant qu'il importerait de nettoyer après chaque repas, c'est surtout le mamelon de la mère avant et après. A la fin et dans l'intervalle de chaque tetée, il s'écoule du mamelon du lait qui reste exposé à l'air et se dessèche en partie sur le mamelon même ou dans les tissus des vêtements qui le recouvrent. Ce lait fermente et s'aigrit, c'est-à-dire qu'il s'y développe un champignon. C'est à ce champignon préexistant sur le mamelon ou dans l'aliment que j'attribue la plupart des désordres digestifs dont j'ai parlé plus haut.

J'ai trouvé une fois sur un mamelon, immédiatement après la tetée de l'enfant, une sorte de couenne résistante, blanche, dont j'ai pu enlever, en la pinçant avec les ongles, des lambeaux assez considérables. Le mamelon, mis à nu, était d'un rouge vif.

Un autre fait digne d'être noté, c'est que l'odeur aigre que présente le sein des nourrices ne s'observe pas à la bouche de l'enfant et se retrouve dans ses excréments.

Il serait urgent, pour vider cette question, d'observer au microscope, sur un très-grand nombre de sujets, les substances qu'on pourrait enlever en grattant avec précaution l'extrémité du mamelon, chez les femmes dont le nourrisson présente des selles anormales, et d'observer concurremment les déjections de l'enfant. Jusqu'à ce que ce travail ait été accompli, les vues que j'émets ici à cet égard ne peuvent avoir que la valeur d'une théorie probable.

Les fortes émotions de la mère, une crise nerveuse ou une violente colère, peuvent-elles agir sur le lait et lui communiquer des qualités malfaisantes? Les avis sont partagés. On cite plusieurs cas d'accidents arrivés à des nourrissons à la suite d'une émotion vivè chez la nourrice. Les annales de la littérature médicale britannique citent un exemple où l'enfant est mort presque subitement après avoir tété quelques gorgées de lait.

Une nourrice de l'hôpital Cochin perdit successivement quatre enfants qui périrent dans les convulsions après un accès de colère de la mère.

Mais cette femme était très-irascible. Les convulsions ne sont pas rares chez les enfants, et dans le cas dont il s'agit, il semblerait difficile, à quelque moment que les convulsions apparussent, que ce ne fût pas après un accès de colère de la mère. Ces enfants d'ailleurs devaient avoir hérité de leur mère une prédisposition spéciale. En outre, une femme nerveuse, dans un moment de colère, prend-elle tous les soins nécessaires pour garantir son enfant de tout accident. Y pense-t-elle seulement ; ne le brutalise-t-elle pas, à son insu peut-être, et par là ne provoque-t-elle pas des cris qui peuvent être chez lui le point de départ d'une convulsion ?

Une autre mère, dont parle le docteur Contesse, sujette aussi à des accès de colère, allaita successivement dix enfants qui tous moururent de langueur à différents âges. Un onzième enfant, confié à une bonne nourrice, vécut en très-bonne santé. Ces enfants *morts de langueur* ont présenté simplement les symptômes de l'inanition. Ces dix décès successifs prouvent simplement que le lait de la mère était peu nourrissant ; que les enfants recevaient une nourriture insuffisante, et non que le lait qu'ils prenaient était vénéneux.

Ce qui est certain, c'est que sous l'influence d'une forte secousse morale ou d'une affection fébrile, le lait peut être altéré dans sa qualité, contenir moins de substance nutritive et reprendre plus ou moins les propriétés du colostrum. Il peut surtout diminuer de quantité.

Deyeux et Parmentier en rapportent une observation assez curieuse (p. 258) :

« Une nourrice âgée de trente-deux ans, d'un grand caractère, mais d'une constitution délicate, et sujette à des affections nerveuses assez fréquentes, nous procurait souvent de son lait pour l'examiner. Surpris un jour de ce que celui du matin était sans couleur, presque transparent, et de ce qu'il était devenu, en moins de deux heures, visqueux à peu près comme du blanc d'œuf, nous résolûmes de suivre la chose de plus près, et la nourrice voulut bien seconder nos vues en nous promettant de son lait chaque fois que nous en demanderions. Celui dont nous venons de parler avait été tiré à huit heures du matin ; le lait d'onze heures était un peu plus blanc, mais celui du soir avait la couleur naturelle à ce fluide et ne contenait plus de viscosité.

» Nous avons continué ainsi à examiner pendant quatre jours de suite le lait de la même femme à différentes époques de la journée, sans apercevoir des changements aussi notables que ceux de la première fois. Le cinquième jour, les mêmes changements parurent de nouveau, et nous apprîmes que la nourrice avait eu la veille et pendant la nuit une attaque de nerfs assez considérable. Enfin, dans l'espace de deux mois, nous avons eu l'occasion d'observer plusieurs fois les mêmes phénomènes, et d'être convaincu, en même temps, qu'ils n'avaient lieu que quand la nourrice éprouvait de l'altération dans sa santé. »

Voilà un cas bien constaté d'altération profonde du lait sous l'influence de crises nerveuses, et les auteurs ne parlent d'aucun accident arrivé au nourrisson. Le lait, quoique profondément modifié, n'était donc nullement malfaisant.

Mentionnons cependant le fait suivant :

Lhéritier (*Chimie pathologique*) cite un cas où le lait est devenu très-acide à la suite d'un chagrin violent, et où le nourrisson fut pris d'accès épileptiformes.

Mais l'acidité du lait a-t elle été rigoureusement constatée?

Ce doute est permis quand on considère la divergence d'opinions des divers auteurs sur l'alcalinité ou l'acidité du lait ; et cette divergence se conçoit si l'on considère que le même lait peut rougir légèrement le papier bleu de tournesol et bleuir le papier rouge.

L'essai contradictoire a-t-il été fait sur le lait dont parle Lhéritier ?

Voici une autre observation dont je n'ai pas été témoin, mais qui m'a été rapportée par la nourrice elle-même.

M. M... nourrissait sa petite fille, qui avait joui d'une bonne santé jusqu'à l'âge de trois mois. Depuis trois semaines elle allaitait un nourrisson plus âgé que sa fille de six semaines environ. Son lait ne suffisant point aux deux enfants, elle leur donnait à la fois le sein et un supplément de nourriture en bouillies et panades. A cette époque, son mari l'abandonna. Elle en ressentit un chagrin violent et son lait diminua de moitié. — Elle n'a pas pu me dire si le lait avait changé d'aspect. — Elle continua à partager son lait entre les deux enfants et leur donna l'alimentation artificielle un peu plus abondante. A partir de cette époque sa fille dépérit rapidement, et pendant trois mois « ressembla à un petit squelette ». Elle fut ramenée à la vie à force de soins, mais elle fut presque toujours indisposée. Le nourrisson continua à jouir d'une santé parfaite.

Si le lait de cette femme avait eu des propriétés malfaisantes, les deux enfants eussent présenté les mêmes accidents. Il n'en fut rien. L'enfant propre de la nourrice, trop délicate pour supporter la nourriture grossière qui lui fut administrée, présenta tous les symptômes de l'inanition. Le nourrisson, un peu plus âgé, put digérer les bouillies et sa santé ne fut point altérée. Ce qui n'empêchait point la mère de me dire que son enfant était toujours malade parce qu'elle avait tété de mauvais lait.

M. Donné a étudié à l'aide du microscope l'altération du lait qui coïncide avec l'état morbide de la mère. Ce n'est autre chose, selon lui, que le retour à l'état colostral, lequel est essentiellement caractérisé par l'agglomération des globules laiteux. Ce phénomène peut se produire aussi, d'après le même auteur (p. 16), dans le lait qui commence à s'altérer. « Une ébullition de quelques instants détruit entièrement ces agglomérations et rend aux globules leur aspect ordinaire. »

Mais l'agglomération des globules n'est pas le seul caractère du lait ainsi altéré, ni le seul changement qui s'opère. Le liquide dans lequel nagent les globules laiteux au lieu d'être blanc ou jaunâtre, opaque, redevient plus ou moins transparent et parfois de la plus parfaite limpidité, au moins dans les huit ou dix premiers jours qui suivent l'accouchement (la seule période où j'aie observé ce phénomène un assez bon nombre de fois), sous l'influence d'un état fébrile aigu. Un autre caractère du lait que j'ai remarqué dans les mêmes circonstances et que n'a point mentionné M. Donné, c'est une irrégularité de forme particulière qu'affectent les globules, surtout les plus gros. Au lieu de présenter la forme arrondie normale, ils sont ondulés sur les bords, comme ridés, et ressemblent à une petite vessie seulement en partie pleine de liquide et un peu revenue sur elle-même. J'ai trouvé manifestement ce caractère toutes les fois que j'ai étudié au microscope le lait des nouvelles accouchées atteintes d'un état fébrile aigu (péritonite, fièvre puerpérale, érysipèle); cet état me semblerait caractériser l'état fébrile tandis que l'état muqueux du liquide et l'agglomération des globules caractériserait plus spécialement l'état nerveux.

En quoi consiste le changement en vertu duquel le liquide devient limpide, de blanc opaque qu'il était auparavant? Je ne l'ai point étudié directement, mais je crois pouvoir sans trop de témérité attribuer cette propriété à l'état moléculaire particulier qu'affecte la matière azotée.

L'albumine ne se trouve qu'en très-faible quantité dans le lait de vache, mais dans la *mouille* (le colostrum de la vache), la presque totalité de la substance azotée est à l'état d'albumine. On sait que sous l'influence d'une très-petite quantité d'alcalis caustiques, la caséine peut présenter l'aspect et les propriétés de l'albumine. Quelques différences dans les proportions ou dans le groupement des éléments divers qui composent la partie minérale du lait suffiraient pour produire ce résultat. Hâtons-nous d'ajouter toutefois que cette manière de voir, essentiellement théorique, a besoin d'être appuyée sur des expériences analytiques positives et directes.

Le lait transparent s'épaissit parfois et devient visqueux par l'addition d'un peu d'ammoniaque. Il présente sous ce rapport une certaine analogie avec le pus qui donne une réaction semblable.

Quoi qu'il en soit, c'est seulement dans le lait redevenu plus ou moins transparent qu'on trouve des globules agglomérés, ou corps granuleux. Les globules sont agglomérés, dit M. Donné, par une matière muqueuse. Cette matière muqueuse, quelle est-elle et quelle est sa provenance? Ne serait-ce pas l'enveloppe même des globules gras ramollie et gonflée?

Mais d'abord cette enveloppe existe-t-elle réellement? Je le crois. La forme des globules, leur régularité, la limite du volume qu'ils atteignent, et aussi l'irrégularité de forme qu'ils affectent dans certains cas me semblent être des preuves dignes d'être prises en considération. La difficulté de réunir ces globules en une seule masse pour extraire le beurre est une autre raison de croire à l'existence de cette enveloppe. Les dissolvants des corps gras, l'éther, la benzine, la pétroléine, qu'on fait agir directement sur le lait bouilli ou non bouilli, sont tout à fait sans action, quoi qu'en dise M. Donné.

Au contraire, on parvient à dissoudre le beurre au moyen de l'éther, si l'on a préalablement modifié et rendu soluble la matière caséeuse au moyen d'une petite quantité de soude ou de potasse caustique. M. Marchand a basé, sur cette double réaction, un procédé de dosage du beurre.

Ces faits semblent donner raison aux auteurs qui ont admis l'existence d'une membrane de nature caséeuse servant d'enveloppe aux globules gras. Une autre raison qui plaide en faveur de cette manière de voir, c'est que les globules semblent d'autant plus fortement constitués que le caséum domine davantage dans le lait.

J'ai observé chez presque toutes les femmes nouvellement accouchées, ce fait que je m'étonne de ne trouver mentionné dans aucun auteur, tant il frappe à première vue. Au moment où le colostrum commence à monter, alors que la matière azotée participe presque exclusivement des propriétés de l'albumine, une partie du beurre est très-évidemment dépourvue d'enveloppe. Lorsqu'on presse le mamelon, on voit sourdre à l'extrémité des divers orifices des gouttelettes d'aspect différent, les unes jaunes, composées de beurre à peu près pur et dont la presque totalité n'affecte pas la forme globuleuse ; d'autres sont opalines et d'autres absolument limpides et transparentes. Si le colostrum est assez abondant pour qu'on en puisse recueillir alors 2 ou 3 grammes dans un verre de montre ou une petite capsule, on voit presque toujours des gouttelettes huileuses jaunes en plus ou moins grand nombre nager à la surface du liquide comme les yeux à la surface du bouillon. Ces gouttelettes, de volumes différents, se solidifient par le refroidissement et en se rapprochant s'accolent et forment des masses sans formes arrêtées qui, placées sur le porte-objet du microscope, ne présentent rien de semblable aux globules du lait.

Il arrive encore souvent que le colostrum abandonné au repos dans une petite capsule pendant quelques heures présente à sa surface, adhérent au bord de la capsule, un cercle de beurre parfaitement isolé et au sein duquel on trouve seulement un petit nombre de globules bien formés.

Ce ne sont là, sans doute, que des preuves indirectes de l'existence d'une membrane enveloppante du globule ; cependant j'ai cru devoir développer ces considérations parce que je ne les crois pas dépourvues de toute valeur.

Les globules agglutinés du colostrum sont-ils maintenus en contact simplement par une matière visqueuse, comme le pense

M. Donné, ou par une membrane enveloppante commune? Le nombre de mes observations est trop restreint pour me permettre de trancher une telle question. Je vais toutefois donner sous toute réserve le résultat de mes recherches à cet égard.

Je crois qu'il faut distinguer les corps granuleux et les globules agglutinés, qui m'ont paru être tout à fait dissemblables quant à leur mode de groupement et quant à leur signification morphologique.

Dans le lait normal et sain, les globules sont libres, généralement animés d'un mouvement rotatoire plus ou moins rapide. Dans leurs mouvements de translation en tous sens ils se heurtent, glissent les uns à côté des autres sans se déformer, sans adhérer le moins du monde. Dans certains cas d'altération, au contraire, les globules semblent flasques. Quand ils se heurtent, ils glissent lentement les uns sur les autres et se déforment au point de contact. Souvent ils se soudent et forment ainsi sous l'œil de l'observateur des groupes composés d'un plus ou moins grand nombre de globules. Parfois, heurté par d'autres, un globule se détache de cette agglomération. A côté de ces groupes en voie de formation, on en aperçoit d'autres qui semblent englobés dans une matière visqueuse.

Les corps granuleux que j'ai observés dans le colostrum physiologique ne m'ont pas offert ces caractères. Ce serait peut-être téméraire à moi d'affirmer que j'ai bien vu, mais il m'a semblé voir une membrane enveloppante dans laquelle seraient contenus des globules laiteux en voie de formation. Ces petites masses ont parfaitement la forme arrêtée et presque régulière que M. Donné a représentée dans les figures qui accompagnent son travail sur l'examen microscopique du lait. Un certain nombre de ces masses ne présentent plus qu'un petit nombre de granulations et semblent avoir laissé échapper les autres globules qu'elles avaient contenus. Ces masses granuleuses ne contiennent jamais que des globules de petit ou moyen calibre. Les globules plus gros se voient parfois agglomérés, dans certains laits, mais ils forment alors des groupes d'aspect tout différent.

Les corps granuleux ont une propriété singulière que je n'ai observé qu'une fois d'une manière parfaitement évidente, chez le n° 1 de mes observations (quatrième jour). Le lait abandonné au repos pendant une couple d'heures, présentait trois couches bien distinctes; l'une surnageante, composée de crème, une sorte de sédiment offrant à l'œil nu une certaine analogie avec un dépôt de gros grains de fécule et un liquide intermédiaire.

Le sédiment nageant dans le liquide inférieur occupait environ un dixième du volume total. Ce dépôt était formé en très-grande partie de corps granuleux. Ce fait offrait cela de particulier, que le beurre s'y trouvait sous deux formes différentes dont l'une gagnait, comme toujours la surface, et l'autre le fond du liquide.

Dans le lait qui contient des corps granuleux, on trouve fréquemment des débris d'épithélium et, surtout au moment où les masses granuleuses deviennent moins nombreuses, on trouve des débris informes de membranes froissées et déchirées, s'étendant sur une assez grande surface, et dans lesquelles j'ai vu quelquefois des globules qui y étaient encore engagés.

De cet ensemble de faits, je crois pouvoir conclure que ce sont là les membranes enveloppantes des corps granuleux, et la complication des plis de ces débris membraneux me porte à croire que ce sont des poches cloisonnées. Les globules y prennent-ils naissance, ou y sont-ils emprisonnés après leur formation, c'est aux micrographes à décider.

Voici, d'ailleurs, une expérience qui prouve que ces membranes organisées sont assez abondantes dans le lait.

J'ai traité une certaine quantité de lait par une solution concentrée de potasse en assez forte proportion, et de l'éther. J'ai agité le tout ensemble et j'ai laissé reposer le mélange pendant quelques jours. J'ai obtenu ainsi deux couches liquides superposées : l'éther à très-peu près pur à la surface, au fond de l'éprouvette un liquide jaune rougeâtre, transparent, tenant en dissolution la matière azotée et le beurre, et entre les deux une sorte de diaphragme, presque blanc, de quelques millimètres d'épaisseur, assez résistant pour demeurer entier pendant que je penchais l'éprouvette pour enlever les liquides. Ce disque a été laissé sur du papier à filtrer et s'est en partie desséché en donnant un gâteau un peu élastique, présentant encore une légère odeur caséeuse. Quelques portions détachées de la surface et examinées au microscope présentaient une sorte de feutrage composé de débris membraneux. Cette expérience avait été faite avec du lait de vache. Ces débris provenaient-ils de la destruction des globules? Je ne vois que cet élément du lait qui ait pu les fournir.

J'ai trouvé dans le travail de Turpin (*Sur les globules du lait*) certaines indications qui semblent concorder pleinement avec ce que j'ai moi-même observé, entre autres relativement à certains faits qui d'abord m'ont semblé fort bizarres et dont je vais parler tout à l'heure.

« Pour observer commodément — dit Turpin — la germination et la végétation des globules du lait dans toutes les phases de leur développement, il faut prendre du lait de beurre et le laisser reposer pendant quelques jours. Dans cet état de repos, *les globules fauves et les globules vésiculeux du lait se séparent de l'eau ou du sérum en se précipitant au-dessous*. A mesure que les globules du lait éprouvent le besoin de germer et en même temps celui de l'air atmosphérique, nécessaire à leur végétation, ils s'élèvent successivement à la surface du sérum, où ils forment peu à peu de petites pellicules qui grandissent, etc. »

J'ai cru reconnaître dans ces « globulins et globules vésiculeux qui se séparent du sérum en se précipitant au-dessous » l'analogue de ce que j'ai constaté dans le lait du n° 1, et d'une manière un peu moins marquée chez les n°ˢ 2 et 26.

Chez mon n° 46, j'ai trouvé, après un certain temps de repos, (plusieurs heures), la crème rassemblée à la surface, plus résistante qu'on ne le voit habituellement et formant une sorte de couenne, présentant un plus grand nombre de corps granuleux (1) que le reste du liquide. En faisant glisser l'un sur l'autre les deux verres pour écraser la matière examinée, on voyait ensuite une sorte de lacis composé de membranes brisées et ridées, retenant dans leur réseau des globules gras encore bien conservés.

Dans ce même lait, j'ai trouvé de nombreux débris de cellules épithéliales et trois corps présentant la forme de têtards animés d'un mouvement de reptation très-évident. Ces corps étaient formés d'un certain nombre de pièces articulées, comme le sont les mycodermes.

---

(1) Lorsque j'ai fait mes observations sur le lait à l'aide du microscope, je n'avais pas lu le travail de Turpin ni celui de Donné. Je connaissais seulement de ce dernier quelques citations que j'avais trouvées dans différentes thèses.

Livré à mes seules impressions, j'ai eu d'abord de la tendance à considérer les masses granuleuses comme des *cellules mères* où le globule gras prendrait naissance, et c'est sous cette dénomination que je les ai toujours désignées dans mes notes. J'ai encore aujourd'hui la même tendance à les considérer comme des cellules mères. Cependant, je les désigne dans ce travail sous le nom de *corps granuleux* que leur a imposé M. Donné, parce qu'il ne préjuge rien et que de nombreuses observations sont nécessaires pour décider expérimentalement leur vraie nature.

Un peu plus tard, je voulus revoir ces mêmes corps sur la même préparation et ne les retrouvai plus. J'en trouvai d'autres d'une forme différente : deux d'entre eux avaient assez la forme extérieure de lombrics microscopiques, et ne présentaient pas la moindre trace de pièces articulées. L'un offrait à peu près la courbure d'un C majuscule un peu ondulé, l'autre était presque droit. Tous deux un peu renflés à l'une de leurs extrémités.

Un troisième, à peu près de la même longueur, était beaucoup plus volumineux à son extrémité renflée, un peu courbé, très-pointu à l'autre extrémité. Un peu au-dessus de cette dernière se détachait une sorte de tige mince aboutissant à un renflement sphérique de la grosseur d'un gros globule laiteux.

Les corps à forme de têtards que j'ai vus dans ce lait offrent beaucoup de ressemblance avec certaines végétations de pénicillium représentées dans les planches de M. Turpin. Toutefois, ne les ayant plus retrouvés lors de mon second examen, je n'oserais pas affirmer qu'ils étaient de la même nature.

Le champignon dernièrement découvert et décrit par M. Hesling, et sur lequel je prends les détails qu'on va lire dans le *Répertoire de pharmacie* de M. Bouchardat, me semble n'être autre chose que la végétation beaucoup plus complétement étudiée par Turpin.

«Si l'on examine au microscope les couches les plus superficielles de la crème obtenue du lait frais, on aperçoit parmi des myriades de globules de lait et de gouttelettes graisseuses libres, des corpuscules arrondis ou allongés, accompagnés quelquefois de masses finement ponctuées (masses germinatives et vibrions) comme on en trouve dans la plupart des substances en putréfaction. On les rencontre plus tôt en été (au bout de quinze à vingt-quatre heures environ), plus tard en hiver (deux ou trois jours), mais toujours avant que le lait ait le goût d'aigre. Ces corpuscules ne sont autre chose que les spores d'un champignon.

» En effet, en continuant l'observation par intervalles jusqu'au moment de la coagulation, on voit ces spores augmenter de nombre, bourgeonner, former des chaînes ramifiées, et se transformer enfin en vrais champignons ou filaments composés de cellules placées bout à bout et supportant, à leur extrémité, un renflement sphérique rempli d'un contenu granuleux. Quant à l'espèce botanique, il la laisse dans le doute, mais elle lui paraît se rapprocher du genre *Ascophora*.

» Ces filaments accomplissent les premières phases de leur développement dans le lait même ; car du lait abandonné au repos pendant quelques heures présente déjà par-ci par-là de petites masses très-finement ponctuées, très-réfringentes, dans lesquelles sont disséminés des corpuscules oviformes ou allongés, blanc mat, qui ne sont autre chose que de jeunes spores non encore développées. »

Voici la description donnée par Turpin qui les a vus se développer sous l'objectif du microscope :

« Lorsque les globules sont placés entre deux lames de verre, ils tendent presque toujours à s'agglomérer et à former des espèces d'ilots dans lesquels ils s'entassent et se confondent de manière à ne plus paraître souvent que comme une membrane pulvisculaire. C'est plus particulièrement du pourtour de ces îlots, comparables à des tas de blé ou de pommes de terre, que germent et poussent, en rayonnant de toutes parts, les longues tigellules plus ou moins articulées du *penicillium*. En rayonnant autour d'une agglomération de globules de lait, renfermées entre deux lames de verre, les tigellules existantes, étant excessivement nombreuses, s'unissent et semblent se greffer par approche plusieurs ensemble. »

On a trouvé encore des vibrions dans le lait.

Fréquemment il présente une coloration bleue ou une coloration jaune très-marquée. Dans ce cas, M. F. Fuchs y a constamment trouvé des infusoires particuliers qui sont, d'après lui, l'origine de cette coloration. Le lait bleu contiendrait le *Vibrio cyanogenus*, et le lait jaune le *Vibrio xanthogenus*.

J'ai souvent été frappé de la couleur gris-sale que présentent certains échantillons de lait de femme pendant les premiers jours de l'allaitement. J'ignore à quelle cause est dû cet aspect que j'ai constaté aussi, après deux mois de sevrage chez une femme qui avait nourri son enfant pendant un an, et dont le lait coulait encore assez facilement quand on pressait la glande.

IV

Variations dans la composition du lait de femme.

J'arrive à l'examen du lait de femme dans son état physiologique :

« Il n'est pas d'espèce de lait dont les produits varient autant que ceux du lait de femme : à chaque instant du jour, ce fluide change d'état, et les changements qu'il subit sont quelquefois si marqués qu'ils étonnent même les observateurs les plus exercés.

» Frappés, les premières fois que nous examinâmes ce lait, des variations continuelles que nous trouvions dans nos résultats, et voulant prévenir toute fraude de la part de la personne chargée de nous fournir chaque matin le lait dont nous avions besoin, nous prîmes le parti de n'opérer que sur celui obtenu en notre présence ; mais bientôt nous eûmes la preuve que malgré cette précaution, tout ce que nous avions déjà aperçu se reproduisait. Dès lors nous conclûmes qu'il ne serait jamais au pouvoir de l'art de déterminer les proportions de chacune des parties constituantes de ce fluide d'une manière assez précise pour établir un terme de comparaison constant, puisqu'il était impossible, toutes choses égales d'ailleurs, de rencontrer deux laits de femme parfaitement semblables entre eux (1). »

De leur côté, MM. Becquerel et Vernois constatent que :

« Malgré les analyses diverses publiées sur le lait de la femme et toutes celles qu'on possède sur celui de la vache et d'autres animaux, il règne un désaccord très-grand dans les résultats obtenus. Cela tient à plusieurs causes. Avant tout, sans doute, à la différence des procédés d'analyse employés ; en second lieu, à ce que, très-rarement le même observateur a porté son étude sur toute la série animale : d'où il résulte que les calculs ne peuvent plus être comparés d'un auteur à l'autre, parce que la base d'un semblable travail, celui d'un procédé uniforme d'analyse, fait entièrement défaut.

______

(1) Parmentier et Deyeux.

Mais la cause la plus capitale est certainement le petit nombre de faits observés et recueillis. Quand on s'est donné la peine d'étudier tout ce qui a été publié à ce sujet, la première et la plus saillante remarque qui s'offre à l'esprit, c'est la divergence des opinions émises par les auteurs. Cette divergence porte sur tous les éléments et, par suite, sur l'ordre de leur importance. La chose devient encore plus palpable quand on se met à l'œuvre, et quand, dans un laboratoire, on reprend l'essai des diverses méthodes préconisées jusqu'ici. Cette vérité est si évidente que, déjà en 1846, M. Dumas (1) après avoir exposé les divers procédés d'examen du lait, écrivait : « On ne peut faire une analyse exacte par aucun de ces procédés ; » et que tout récemment M. Joly, professeur à la Faculté des sciences de Toulouse, dans sa thèse soutenue en février 1851, insérait en note les mots suivants (p. 44 et 45) : « Dès le début de mes recherches, j'ai pu me convaincre qu'aucun des procédés jusqu'à présent employés pour faire l'analyse du lait ne réunit toutes les conditions désirables pour arriver à des résultats rigoureusement exacts. »

Tous les auteurs qui ont étudié chimiquement le lait sont arrivés à des résultats différents. Ces divergences doivent être attribuées à deux causes : aux différences que présente le lait suivant les femmes qui le produisent suivant l'état de santé, l'alimentation, l'heure de la journée, le temps écoulé depuis la dernière tetée, etc. ; suivant aussi la méthode analytique à laquelle on a eu recours.

La plupart des chimistes et des médecins ne se sont occupés de la composition du lait qu'au point de vue de ses éléments organiniques et se sont bornés à peser en bloc la partie minérale sans chercher à en donner une analyse exacte. On a constaté qualitativement la présence des divers composants ; mais il n'existe jusqu'ici dans la science qu'un très-petit nombre d'analyses des cendres du lait, et ces analyses sont, comme on va le voir, fort incomplètes.

Les substances minérales sont peu abondantes dans le lait, comparées aux autres composants. Les auteurs en ont conclu qu'elles sont peu importantes et les ont négligées.

MM. Vernois et Becquerel (2) s'expriment ainsi : « Cet élément, *le moins important* du lait, n'offre pas à l'état de santé de grandes variations. »

(1) *Chimie physiologique et médicale*, p. 647.
(2) *Recherches sur le lait.*

Et ailleurs : « Les sels contenus dans le lait ont été l'objet de peu de travaux. »

Les auteurs ajoutent, en note : « Nous avons donné le poids des sels dans leur ensemble : ceci se comprend ; car les quantités de lait, et en particulier de la femme, sur lesquelles nous opérions, étaient trop peu considérables pour fournir un résidu salin suffisant à une analyse quantitative. Les proportions relatives des différents sels qui composent le résidu salin obtenu par incinération varient très-peu, et voici leur composition moyenne déduite de l'analyse d'un certain nombre de résidus mélangés.

Composition des sels du lait sur 1000 parties :

Partie insoluble dans l'eau et soluble dans les acides.	0,775	Carbonate de chaux... 0,069 Phosphate de chaux... 0,706 et petite portion d'autres sels probablement.
Partie soluble dans l'eau.	0,225	Chlorure de sodium... 0,098 Sulfate de soude ..... 0,074 Autres sels.......... 0,053

» Les petites quantités n'ont pas permis d'en avoir une analyse plus précise. »

Je ne partage pas l'opinion des auteurs que je viens de citer sur l'importance des sels envisagés comme aliments. Quant à leurs variations, elles sont, eu égard à leur quantité, aussi considérables que celles des autres éléments. Toutefois, en raison même de leur faible proportion, ce serait, je crois, leur dosage qui renseignerait le plus sûrement dans le cas où un lait expertisé aurait été frauduleusement étendu d'eau.

Disons tout de suite que ce moyen de contrôle n'aurait toujours qu'une valeur relative et ne vaudrait, pris isolément, guère mieux ni moins que tous les autres dosages isolés, tour à tour adoptés par les divers auteurs qui ont étudié la question.

V

Rôle des minéraux dans la nutrition; influence qu'ils exercent sur la constitution moléculaire de la matière azotée.

De quel intérêt sont les sels du lait aux yeux du physiologiste? de quelle valeur sont-ils dans l'alimentation? quel est le rôle de chacun d'eux? L'état actuel de la science ne permet pas de résoudre ces questions. On n'a encore sur ce point que des faits isolés et fort peu de notions positives.

On sait seulement qu'une alimentation trop pauvre en phosphates calcaires dispose les animaux à l'ostéomalacie et au rachitisme. On sait aussi, ou l'on croit savoir que le fer et le manganèse contribuent à la régénération des globules du sang, et donnent de la consistance au tissu musculaire.

J'emprunte au *Cosmos* du 24 avril le passage suivant sur le rôle probable du chlorure de sodium comme aliment :

« De récentes expériences faites à Saint-Pétersbourg sur divers animaux, ont appris que le sel facilite considérablement l'assimilation des phosphates. Le phosphate dont on a fait usage dans cette expérimentation était le phosphate tribasique de chaux ; tantôt on l'administrait avec de la caséine et de l'eau distillée sans sel, et tantôt on ajoutait du sel (NaCl) à la ration. L'analyse chimique a appris que, dans ce dernier cas, le sang contenait toujours plus de chaux que quand la nourriture n'était pas assaisonnée. Mais, lorsque l'animal avait été privé de sel, les déjections étaient plus riches en phosphates qu'elles ne l'étaient sous l'influence du régime salé. Les auteurs, MM. Zabeline et Dorogof, en concluent que le sel s'oppose à l'expulsion des phosphates et que le phosphate non expulsé avait été assimilé. La preuve semble découler de ce qui suit : on a fait une résection d'une portion du milieu du radius chez deux chiens ; les bords des blessures ont été réunies par une suture; après l'opération et pendant vingt-cinq jours, l'un des deux chiens ne recevait que de la caséine et de l'eau distillée, et l'autre recevait de la caséine, de l'eau distillée et du sel. Après ce délai de vingt-cinq jours, on a extrait les radius des pauvres patients, et l'on a trouvé que chez le chien à régime salé, le morceau enlevé du radius était complétement rétabli, tandis que chez le chien qui ne recevait pas de sel l'ossification n'était pas même commencée ; car à l'endroit de la lacune, aucun dépôt minéral ne s'était encore formé. »

Quel genre d'action le chlorure de sodium exerce-t-il ici ? Le phosphate de chaux est-il soluble intégralement dans une dissolution de sel marin ? Ceci semble au moins problématique. Il résulte des expériences de Théodore de Saussure, citées par **M. G. Ville**, qu'il est soluble à la faveur du phosphate de potasse, ainsi que l'indique le passage suivant, extrait d'une de ses conférences : « Versez dans une dissolution d'acétate de chaux très-diluée une petite quantité de phosphate de potasse, il se forme immédiatement un précipité de phosphate de chaux ; ajoutez un excès de phosphate de potàsse, et le précipité se redissout. Il existe donc un phosphate double de potasse et de chaux soluble dans l'eau. »

Dans l'expérience des physiologistes russes, n'y aurait-il pas une réaction complexe dans laquelle il se formerait un phosphate double de soude et de chaux ?

J'ai voulu m'assurer si le phosphate de soude pouvait, comme celui de potasse, dissoudre le phosphate de chaux, et afin de me placer dans des conditions analogues à celles que décrit le *Cosmos* j'ai procédé ainsi qu'il suit :

Dans une dissolution de chlorure de calcium, j'ai versé une autre dissolution de phosphate de soude. J'ai obtenu un précipité de phosphate de chaux, mais ce précipité ne s'est nullement redissous par l'addition d'un excès de phosphate de soude.

Comme il était possible néanmoins qu'une petite portion eût été dissoute, j'ai filtré la liqueur et l'ai successivement essayée par l'oxalate d'ammoniaque et par le molybdate d'ammoniaque. Elle ne contenait ni acide phosphorique ni chaux.

Une dissolution de sel marin mise à bouillir sur du phosphate de chaux pulvérisé n'en a pas non plus dissous la plus petite parcelle.

Si donc le sel marin contribue, par sa présence, à enrichir les tissus en phosphate de chaux, ce n'est point comme dissolvant de ce dernier qu'il agit, mais très-probablement comme modificateur des filtres de l'économie dont il fait varier les propriétés osmotiques.

L'état moléculaire qu'affectent les substances minérales dans la composition des tissus, l'influence qu'elles ont sur l'organisation de la matière et sur la forme qu'elle revêt, sont à peu près complétement inconnus ; les faits manquent pour élucider ces questions.

Nous allons emprunter à l'étude des tissus végétaux quelques observations qui nous semblent de nature à jeter quelque lumière sur la formation des tissus animaux.

J'emprunte à la *Revue des cours scientifiques* (octobre 1865, cours de M. G. Ville, rédigé par M. Joulie.)

« Soumise à l'analyse chimique, l'albumine s'est montrée composée de la manière suivante :

$$
\begin{array}{lr}
\text{Carbone} \dots\dots\dots\dots\dots\dots & 53,56 \\
\text{Hydrogène} \dots\dots\dots\dots\dots & 7,10 \\
\text{Azote} \dots\dots\dots\dots\dots\dots\dots & 15,87 \\
\text{Oxygène.} \dots\dots\dots\dots\dots & 23,47 \\
\text{Soufre} \dots\dots\dots\dots\dots\dots & 1,80
\end{array}
$$

Ce qui conduit à la formule :

$$C^{144}H^{112}Az^{18}S^2O^{44}.$$

» L'analyse élémentaire de la caséine donne un résultat identique.

» Dans l'un comme dans l'autre cas, on obtient par la calcination des cendres fortement alcalines.

» La fibrine pure offre la même composition élémentaire que la caséine et l'albumine ; mais les cendres qu'elle donne à la combustion sont phosphatées et ne contiennent pas d'alcali libre.

» Le gluten de blé est de toutes les matières albuminoïdes végétales celle qui nous intéresse au plus haut degré. Abandonné à l'air, le gluten humide subit une altération spontanée par suite de laquelle il devient d'abord visqueux et collant, puis il se liquéfie et finit par entrer en putréfaction. Par une décomposition prolongée, le gluten se détruit complétement en laissant dégager de l'acide sulfhydrique et de l'ammoniaque. La potasse faible dissout aisément le gluten. Si l'on neutralise la solution par un acide, la matière albuminoïde se précipite sous forme de flocons gonflés. L'acide acétique dissout aussi le gluten. La solution est trouble et difficile à filtrer. Si on l'évapore, il se forme à sa surface des pellicules comme sur une dissolution de caséine. Par le refroidissement, la masse se prend en gelée gluante. Neutralisée par le carbonate d'ammoniaque, la solution acétique laisse déposer la matière albuminoïde.

» C'est le gluten qui communique à la farine de froment la propriété de s'agglutiner et la rend propre à la fabrication du pain.

» Le gluten n'a pas les mêmes propriétés et notamment la même consistance et la même élasticité dans les graines des différentes céréales. Peut-être faut-il chercher la raison de ces différences dans la nature et la proportion des minéraux qui entrent dans la composition des diverses semences.

Minéraux contenus dans 100 parties de cendres de diverses céréales.

	Acide phosph.	Potasse et soude.	Chaux et magnésie.	Silice.
Froment......	57,3	28,5	13,6	0,30
Maïs	50,1	30,8	18,3	0,00
Orge.........	38,5	19,8	10,4	28,70
Avoine	14,9	12,9	11,4	53,00
Moyenne......	40,2	23,0	13,4	»»,»»

» Le froment, dont le gluten est le plus tenace, le plus solide, renferme le plus d'acide phosphorique. Dans l'avoine, au contraire, où la proportion d'alcalis est presque égale à celle de l'acide phosphorique, le gluten devient presque liquide. La plus grande cohésion du gluten coïncide donc avec la prédominance de l'acide phosphorique. La substitution des phosphates terreux aux phosphates alcalins semble rendre le gluten granuleux et cassant (maïs, orge).

» Mais cette influence des minéraux sur la nature du principe albuminoïde contenu dans les graines, devient encore plus manifeste si des graines à fibrine nous passons aux graines à caséine.

Minéraux contenus dans 100 parties de cendres de diverses graines légumineuses.

	Acide phosphorique.	Potasse et soude.	Chaux et magnésie.
Pois.........	30,1	37,8	10,1
Fèves........	37,9	39,8	1,3
Haricots......	26,8	49,1	5,8
Moyennes.....	31,6	42,2	5,7

» Remarquons qu'ici les alcalis prédominent, aussi le principe albuminoïde prend-il la forme soluble. La solubilité ou l'insolubilité du principe albuminoïde dans les graines, semble donc dépendre de la prédominance de l'acide phosphorique ou des alcalis.

» Toutes les matières albuminoïdes présentent la même composition et répondent à la même formule. Elles sont donc isomères entre elles aussi bien que les hydrates de carbone, dont elles se distinguent toutefois par l'extrême élévation de leur équivalent.

» Mais les analogies que présentent entre-eux ces corps remarquables ne se bornent pas à ces ressemblances chimiques. Ainsi que cela arrive pour les hydrates de carbone, les substances albuminoïdes peuvent être transformées les unes dans les autres à l'aide des réactions les plus simples.

» Si l'on broie la fibrine dans un mortier avec du nitrate de potasse et quatre ou cinq fois son volume d'eau distillée, et qu'on ajoute quelques gouttes de potasse ou de soude caustique, représentant, en alcali, le cinquantième environ du poids de la fibrine employée, celle-ci se dissout et acquiert toutes les propriétés de l'albumine. Elle est coagulée par la chaleur et précipitée par l'alcool, par le sous-acétate de plomb et par le chlorure de mercure.

» Le caractère propre de la caséine est de former une pellicule, lorsqu'on évapore sa dissolution. Ajoutez à une liqueur contenant de l'albumine quelques gouttes de potasse ou de soude caustique, et vous lui communiquerez cette remarquable propriété. Le même résultat s'obtient avec la fibrine en la dissolvant au moyen d'un alcali caustique.

» Enfin, l'albumine coagulée par la chaleur ou la caséine enlevée à l'état de pellicule pendant l'évaporation de sa dissolution, présente tous les caractères de la fibrine insoluble.

» On ne trouve entre ces trois corps de différences profondes et décisives que dans la nature des cendres qu'elles laissent après leur combustion, et c'est sans doute à cette circonstance qu'il faut attribuer les différences d'état physique qu'elles présentent dans la nature.

» Les cendres qui proviennent de l'albumine ou de la caséine contiennent une forte proportion d'alcali libre; celles de la fibrine, au contraire, n'en renferment pas. Nous venons d'ailleurs de voir que la potasse dissout la fibrine et lui communique les propriétés de la caséine. Si l'on rapproche ces faits des remarques que nous avons faites sur la composition des cendres des graines à fibrine et à caséine, on est irrésistiblement conduit à conclure qu'il existe une sorte de corrélation entre la forme particulière que prend le principe albuminoïde au sein d'un organe, et la nature des éléments minéraux qu'il y rencontre. Ainsi l'albumine répandue dans toutes les parties de la plante et qui, à un moment donné, afflue vers la graine, y prendrait la forme de fibrine ou de caséine, suivant qu'elle y trouverait en plus forte proportion l'acide phosphorique ou les alcalis. La forme albumine serait elle-même déterminée, dans la tige, par une proportion d'alcalis très-considérable, relativement aux faibles quantités d'acide phosphorique qui s'y rencontrent.

» Lors de la formation de la graine et de sa maturation, en même temps que les hydrates de carbone et les phosphates alcalins sont résorbés de toutes les parties de la plante pour venir se concentrer dans la graine, l'albumine subit un transport analogue et vient y prendre la forme de fibrine ou de caséine, suivant qu'elle y rencontre l'acide phosphorique ou les alcalis prédominants. »

Je pense qu'il ne sera pas sans intérêt de rapprocher de ces données expérimentales sur les plantes les faits suivants, résultant de quelques analyses comparatives que j'ai faites de la substance cérébrale.

Il importe de remarquer tout d'abord que la substance encéphalique ne présente pas le même aspect aux différents âges. La pulpe cérébrale, chez le fœtus, offre peu de résistance. C'est une sorte de gelée tremblante. Lorsqu'on place sur une table un encéphale de fœtus, il s'affaisse et se déforme d'autant plus qu'il est plus jeune. Il jouit d'une sorte de transparence imparfaite qui s'efface par degrés en prenant une teinte opaline ou cornée d'autant plus opaque que le sujet avance en âge.

La matière azotée existe dans le cerveau, en partie à l'état d'albumine et en partie à l'état de fibrine. L'albumine semble y être d'autant plus abondante que le sujet est plus jeune.

Or, il résulte de mes analyses que la quantité de graisse cérébrale et la quantité d'acide phosphorique augmente depuis l'état fœtal jusqu'à l'état adulte.

Progression de la quantité de graisse et d'acide phosphorique rapportées à 100 parties de cerveau supposé frais, à différents âges.

	Graisse cérébrale.	Acide phosphorique.
Fœtus de 5 mois......	1,211	0,223
Fœtus à terme..	2,384	0,329
Enfant de 6 semaines..	2,631	»
Adulte de 54 ans......	10,073	0,560

Tous ceux qui ont étudié chimiquement la substance cérébrale savent que c'est principalement la graisse encéphalique qui contient le phosphore et nous trouvons ici, comme nous l'avons vu mentionné pour les végétaux, la consistance plus considérable de la matière azotée, coïncidant avec la plus forte proportion d'acide phosphorique.

Le rapport de la substance grasse à la totalité des matières solides du cerveau est, en chiffres ronds, sensiblement 1 : 9 chez le fœtus de cinq mois; 1 : 4 chez le fœtus à terme; et à très peu près 1 : 2 chez les deux autres sujets.

Le temps m'a manqué jusqu'ici pour vérifier si cette progression se montre constante aux phases principales de la vie, c'est-à-dire au commencement et à la fin de la première dentition, à l'époque de la seconde dentition, à l'âge de la puberté et aux limites extrêmes de la vie.

Les cas pathologiques ne doivent point être négligés dans l'étude dont il s'agit ici. Le ramollissement sénile ne serait-il pas dû simplement à un manque d'équilibre entre les différents éléments minéraux de la substance grise? C'est dans cette direction peut-être qu'il faudra chercher la détermination de l'équivalent chimique de l'intelligence.

Je n'ai pas jusqu'ici assez de données sur l'analyse chimique du cerveau pour tirer une conclusion relative au rôle des autres substances minérales. Le fait que je viens de mentionner est le seul qui m'ait frappé dans ces quatre analyses dont la troisième est encore inachevée.

M. Poleck, cité par M. Joly (1), a analysé comparativement les cendres du blanc d'œuf et celles du jaune. Il a trouvé que dans le blanc les alcalis étaient en plus forte proportion que l'acide phosphorique, tandis que dans le jaune, où la matière protéique semble participer des propriétés de la caséine, la dose d'acide phosphorique est six fois plus considérable que celle des alcalis.

Je n'ai point recherché dans quel état de combinaison le phosphore se trouve dans la graisse cérébrale. Je me suis borné à constater les autres substances minérales qui y sont associées et j'y ai trouvé, en assez forte proportion pour être dosés, du soufre, de la potasse, de la soude et du fer, avec des traces de manganèse.

La présence du fer et du manganèse n'a point été mentionnée jusqu'ici, que je sache, dans les corps gras.

Dans le but de m'assurer si ce fait est exceptionnel et appartient en propre à la graisse cérébrale, j'ai examiné d'autres corps gras. J'ai trouvé dans l'huile de foie de morue outre l'iode, du soufre, du phosphore, de la soude (pas de potasse), du fer et du manganèse.

J'ai trouvé aussi dans le beurre le fer associé au phosphore. Dans

(1) Thèse 1851, p. 20 (voy. p. 98).

l'essai unique que j'ai fait du beurre, à ce point de vue, je n'ai point réussi à déceler la présence du manganèse. L'huile d'œuf contient du soufre, phosphore, fer, manganèse et alcalis.

Je n'ai rien trouvé de semblable dans les graisses végétales.

Je me crois autorisé à conclure de ce qui précède que la présence ou l'absence des substances minérales énumérées plus haut peuvent être considérées comme caractère distinctif des corps gras animaux et végétaux. Leur dosage rigoureux serait, je crois, le meilleur moyen de contrôler la pureté de certaines huiles que l'industrie fournit à la thérapeutique, l'huile de foie de morue notamment dont l'efficacité serait ainsi plus certaine.

Je ne puis tirer aucune conclusion relativement à l'influence que peut exercer sur les corps gras la présence ou l'absence des minéraux que j'ai rencontrés dans les graisses animales, n'ayant point fait d'étude spéciale sur leur constitution intime. Je me borne à mentionner le fait, dans l'espoir qu'il ne sera pas tout à fait inutile aux chercheurs qu'intéressent ces importantes questions.

VI

Importance de l'analyse chimique appliquée au sujet; état de la question.

La science n'est point encore en mesure de déterminer le rôle des substances minérales dans l'alimentation, mais je crois qu'elles ont une importance réelle. C'est pour cela que j'ai rappelé si longuement, trop longuement peut-être, les quelques données que j'ai pu réunir sur ce point spécial du problème.

Pour le résoudre, il faudrait avoir fait préalablement l'étude que j'ai indiquée au commencement de ce travail. Pour en faire l'application rigoureuse au développement des enfants dont je rapporte plus loin les observations, il fallait disposer de plus de temps et de forces que n'en peut dépenser un seul observateur.

L'analyse complète du lait, telle que je la désirais, est longue et offre de grandes difficultés. Ces analyses complètes font absolument défaut et je n'ai trouvé, au début de mes recherches, aucun point de repère sur lequel je pusse me guider.

Mon travail, tel que je l'avais projeté d'abord, était inexécutable. J'ai dû me restreindre à quelques recherches de détail. Je donnerai plus loin les résultats auxquels je suis arrivé. Je ne m'attache ici qu'à poser de mon mieux la question.

Le sujet est complexe. Il faudrait, pour ne rien négliger d'important, peser chaque jour les enfants, tenir compte de la température à laquelle ils sont exposés, noter la température de leurs corps, la quantité et la qualité du lait qu'ils prennent entre deux pesées, la qualité ét la quantité des substances rejetées par les selles et par les urines.

Il faudrait en même temps analyser chaque jour le lait de la mère et, pour avoir une moyenne *vraie* de sa composition, il faudrait qu'à chaque tétée on en prélevât une petite quantité au commencement et à la fin du repas de l'enfant.

L'analyse était la partie la plus importante du travail que je m'étais imposé; elle en était aussi la plus inaccessible. Je n'ai pu faire qu'une, et, dans quelques cas exceptionnels, deux fois l'analyse du lait de la même femme. Les nourrissons étaient partis bien avant la fin de l'analyse du lait dont ils s'étaient nourris, de telle sorte que je me suis pris souvent à regretter de n'avoir pas observé certains détails relatifs à la digestion ou à la santé de l'enfant ou à l'alimentation de la mère, en constatant une proportion plus forte ou plus faible de tel ou tel autre élément.

Je ne me fais aucune illusion sur l'insuffisance de ce travail. Il n'est sans doute pas à l'abri de la critique, mais la difficulté du sujet me servira d'excuse et je compte sur l'indulgence des maîtres qui sont appelés à me juger.

Les seules analyses des cendres de lait que j'aie pu recueillir, sont les suivantes (sur 1000 parties) :

	Reveil.	Vernois et Becquerel	Schwentz.	Pfaff et Schwartz	Haidlen.	
Phosphate de chaux..	0,25	0,706	2,50	1,805	2,31	3,44
— de magnésie	0,05	»	0,50	0,170	0,42	0,64
— de fer.....	»	»	0,01	0,032	0,07	0,07
— de soude, .	»	»	0,40	0,225	»	»
Chlorure de potassium.	0,040	»	0,70	1,350	1,44	1,83
— de sodium..	»	0,098	»	»	0,24	0,34
Sulfate de soude. ...	»	0,074	»	»	»	»
Soude.............	0,03	»	0,30	0,115	0,42	0,45
Carbonate de chaux..	»	0,069	»	»	»	»
Fer.............	0,0007	»	»	»	»	»
Autres sels........	»	0,053	»	»	»	»
	lactates, acétates, phosphates alcal., carbon. de chaux, fluorure de potassium.	et autres sels probablement				

Énumération des substances jusqu'ici découvertes dans le lait.

Oléine.......................
Butyrine.....................
Caproïne.....................
Capryline....................
Caprine...................... La réunion de ces matières
Myristicine.................. constitue le beurre.
Palmitine....................
Stéarine.....................
Butine.......................
Lécithine ou matière grasse phosphorée.

Matières albuminoïdes. Ces matières obtenues en masse par coagu-
Caséum en suspension. lation au moyen des acides et de l'ébul-
Caséum dissous...... lition, avaient été considérées, jusqu'à ces
Albuminose........ derniers temps, comme un corps unique
désigné sous le nom de caséum.

Lactine.
Phosphate de chaux.
— de magnésie.
— de potasse.
— de fer.
— de manganèse.
— de soude.
Chlorure de sodium.
— de potassium.
Soude combinée soit avec le caséum, soit avec quelque acide organique.
Sels à base de potasse.
Sels à base d'ammoniaque.
Silicates.
Fluorures.
Soufre.
Iode.
Urée.

Cette énumération, la seule complète que j'aie trouvée dans les auteurs, est extraite du livre de MM. Bouchardat et Quevenne, *Sur l'essai du lait*.

L'état de la question, comme on voit, est fort peu avancé encore. L'indication de M. Bouchardat est une simple énumération, et le savant professeur n'a discuté ni contrôlé l'opinion des chimistes dont il rapporte les découvertes.

Si nous comparons à cette énumération les analyses quantitatives mentionnées plus haut, nous voyons tout de suite de grandes lacunes. La silice, le fluor, le manganèse, le soufre ont été passés sous silence. Les trois premiers, il est vrai, se trouvent dans le lait en très-faibles proportions et sont, pour cette raison, difficilement dosables. Le soufre est assez abondant pour être dosé dans tous les cas aussi facilement et aussi sûrement que l'acide phosphorique.

Nous avons dit plus haut pourquoi les résultats obtenus par les divers auteurs sont si différents. La différence est telle, en ce qui concerne la partie inorganique, que les dosages ne peuvent même pas être comparés entre eux.

Les différents procédés de dosage du sucre, des substances azotées (albumine, caséine), de la matière extractive, du beurre, de l'eau, de la partie saline prise en masse, ont été bien décrits par un certain nombre d'auteurs.

Je ne me propose point ici de passer en revue tous les travaux qui ont été faits sur le lait par des savants beaucoup plus autorisés que moi, ni de faire la critique de leur *modus faciendi*. Je me bornerai à exposer le résultat de mes propres recherches.

Les dosages de la partie organique ont été faits en très-grand nombre; c'est sur l'examen des produits minéraux que portent les principaux *desiderata* de la science, et c'est de ce point spécial que je vais surtout m'occuper.

J'ai dû négliger, moi aussi, le dosage de certains éléments à cause de leur faible proportion dans le lait, et de la petite quantité de lait dont je pouvais disposer. Ce sont : le fluor dont j'ai constaté la présence uniquement pour m'assurer qu'il s'y trouve à l'état normal. Je n'ai pu doser qu'une seule fois sûrement le manganèse dans le lait de femme; dans tous les autres cas, j'ai dû me borner à constater sa présence; je ne l'ai jamais vu faire défaut. Dans plus de la moitié des cas, je n'ai pas pu doser le fer.

Quand on analyse du lait de femme, il faut se résigner à n'agir que sur une quantité de matières salines qui ne peut guère varier que de 10 à 30 centigrammes.

L'analyse complète ne peut pas durer beaucoup moins d'une quinzaine de jours. La durée, les filtrations successives, les évaporations auxquelles on est forcé de soumettre sans cesse la même liqueur comportent de nombreuses chances de perte. Quelque soin qu'on apporte aux pesées, il est bien difficile d'éviter toute erreur, et, si légère soit-elle, multipliée pour rapporter le dosage au litre, elle peut entraîner une erreur grave dans l'appréciation définitive.

Il ne fallait pas penser à atténuer ces chances d'erreur en opérant sur de plus grandes quantités, comme cela serait facile s'il s'agissait du lait des animaux domestiques. Il fallait accepter résolûment la difficulté résultant de la pénurie des matières et ne compter, pour arriver à la plus grande exactitude possible, que sur les soins minutieux apportés à toutes les opérations et sur une balance très-sensible à un demi-milligramme.

J'ai quelque temps espéré parvenir à simplifier les opérations, à en diminuer le nombre et la durée. J'ai dû renoncer à cet espoir.

Les chercheurs en général m'ont toujours semblé trop dédaigneux du public non initié à leurs études spéciales. Soit qu'ils craignent d'avouer leurs longs tâtonnements, soit qu'ils en considèrent le récit comme fastidieux et inutile, ils ont l'habitude de ne faire connaître que le procédé qu'ils ont jugé être le meilleur, souvent même ils se bornent à publier le résultat de leurs recherches, de telle sorte qu'il devient impossible de contrôler leurs affirmations.

Je n'imiterai pas, en cela, leur réserve, sage peut-être, mais que je crois nuisible à ceux qui auraient le désir de marcher sur leurs traces. A mon sens, le récit d'une erreur est comme un phare placé sur un écueil. Dût mon amour-propre en souffrir quelque peu, je dirai mes tentatives et mes insuccès, parce que, selon moi, de tels aveux ont leur utilité pratique ; parce que j'ai regretté, pour mon propre compte, de ne trouver nulle part un travail de ce genre.

Les tâtonnements trop longs découragent souvent, à leurs débuts, ceux qui voudraient s'engager dans la voie expérimentale. Je voudrais voir un grand nombre de mes contemporains travailler à la solution d'un problème qui s'impose aujourd'hui plus que jamais aux recherches du savant et aux méditations du penseur. Le champ est vaste ; il y a place pour plusieurs générations.

VII

Méthode analytique.

Voici le procédé analytique qui m'a donné les meilleurs résultats. Je vais décrire en détail toutes les opérations qu'il comporte.

Je n'insiste point sur la manière d'opérer la traite. Les procédés doivent être variés suivant les nourrices. Il n'y a guère de règles à établir. La ventouse de M. Capron, celle de M. Leplanquais ou la téterelle ordinaire réussissent également bien. D'autres fois, on peut traire la femme avec les doigts presque aussi facilement que les femelles de nos animaux domestiques, tandis qu'on a beaucoup de peine à en obtenir quelques gouttes avec la ventouse. Le point important, — surtout pour les expériences faites à l'hôpital, — est de traire soi-même ou faire traire devant soi le lait à examiner.

1° *Examen au microscope.* — Noter d'abord l'aspect que présente le lait à l'œil nu, puis les divers caractères de ses éléments amplifiés.

2° *Densité.* — Ramener la température à 15 degrés et déterminer le poids spécifique à l'aide de l'aréomètre, ou bien prendre la densité à une température quelconque et faire la correction d'après les données publiées dans une table spéciale dans le traité de MM. Bouchardat et Quevenne, page 29.

3° *Sucre.* — Prélever avec une pipette graduée une quantité déterminée de lait, l'étendre de 49 parties d'eau distillée, et essayer directement ce mélange par la liqueur de Barreswill. J'ai trouvé un double avantage à étendre ainsi le lait. J'obtiens une liqueur un peu opaline, mais bien transparente, qui peut être employée en cet état. (Le lait de vache, même à cet état de dilution, donne un liquide opaque. On est forcé alors d'avoir recours à la coagulation.) En second lieu, en admettant qu'on dépasse de quelques gouttes le point de saturation de la liqueur cuivrique, l'erreur qui en résulte est presque nulle et peut être négligée.

La liqueur de Barreswill étant préalablement titrée à l'aide d'une liqueur sucrée normale à 1 pour 100, si nous représentons par D le volume de la liqueur normale nécessaire pour décolorer 5 centimètres cubes de liqueur cuivrique, et par N le volume de lait étendu qu'il faut pour obtenir le même résultat, la quantité de sucre contenue dans un litre de lait sera obtenue à l'aide de la proportion suivante :

$$\frac{D \times 50 \times 10}{N}$$

Exemple : $3^{cc},1$, de liqueur normale à 1 pour 100 décolorent 5 centimètres cubes de liqueur Barreswill.

J'introduis du lait dilué au $1/50^e$ dans la burette de Mohr. Pour décolorer la liqueur de cuivre, j'ai employé $29^{cc},7$ du liquide à essayer. J'aurai à effectuer le calcul suivant :

$$\frac{3,1 \times 50 \times 10}{29,7} = 52^{gr},18 \text{ de sucre par litre.}$$

4° *Évaporation. Détermination de l'eau.* — Le reste du lait est mesuré dans une éprouvette graduée et mis à évaporer au bain-marie dans une capsule de porcelaine ou de platine. Lorsque la dessiccation paraît complète, on place la capsule dans une étuve chauffée à 100 degrés jusqu'à ce que son poids demeure invariable. La proportion de l'eau est déterminée par différence.

5° *Beurre.* — Pulvériser le résidu sec ; à l'aide d'un pinceau, rassembler avec soin les plus petites parcelles de la poudre, qu'on fait tomber dans un flacon bouché ; verser dessus de l'éther sulfurique en quantité suffisante, dont on note exactement le poids. Agiter de temps en temps, jusqu'à ce que le beurre soit dissous (il faut prolonger plus ou moins le contact, suivant que le résidu sec a été plus ou moins finement pulvérisé). Laisser reposer le tout, puis décanter avec une pipette une partie de la liqueur claire surnageante, dont on détermine le poids par la pesée du flacon avant et après ce prélèvement.

Évaporer la solution éthérée dans une capsule de platine tarée, dont la pesée, à la fin de l'évaporation, fera connaître la proportion du beurre tenu en dissolution dans l'éther évaporé. Il suffit de rapporter ce chiffre au poids total d'éther employé pour obtenir le poids exact du beurre contenu dans le lait examiné (1).

6° *Matières azotées.* — Leur poids s'obtient en retranchant le poids du beurre, du sucre de lait et des sels, de la quantité totale du résidu sec.

(1) Ce procédé est une modification de celui que M. Joly a décrit dans sa thèse de doctorat.

7° *Calcination.* — Pour avoir la totalité des sels du lait, il importe de calciner le beurre qui contient, lui aussi, des matières minérales. On passe le contenu du flacon dans la capsule qui a servi à doser le beurre. On nettoie le flacon avec une petite quantité d'éther et l'on réunit le tout dans la capsule. On enflamme l'éther à l'air libre. Lorsque tout l'éther est brûlé, on chauffe la capsule à la flamme d'un bec de Bunsen, assez fortement d'abord pour brûler rapidement avec flamme la partie grasse, puis à une chaleur très-modérée et en tenant la capsule couverte.

8° *Chlore.* — On continue ainsi la calcination tant que la matière organique dégage des vapeurs. Dès qu'il ne s'en dégage plus, on pulvérise le produit charbonneux ; on le traite à plusieurs reprises par l'eau bouillante, jusqu'à ce que les eaux de lavage ne précipitent plus par l'azotate d'argent. On acidule légèrement à l'acide azotique l'eau de lavage qui est alcaline. — Traiter par l'azotate d'argent. Recueillir le précipité et le laver sur un filtre taré qu'on dessèche à l'étuve et qu'on pèse après la dessiccation du précipité. Le poids du chlore s'obtient en multipliant le poids du précipité par la multiplication chimique 0,2474.

Si nous représentons par P le poids du précipité et par L le volume de lait employé, la formule suivante donnera le poids du chlore

par litre
$$\frac{P \times 1000 \times 0,2474.}{L.}$$

Le lavage, pour enlever au charbon la totalité du chlore, est très long et exige une très-grande quantité d'eau. On peut simplifier le traitement en opérant comme pour le beurre ; c'est-à-dire en lavant avec une quantité d'eau dont on détermine exactement le poids, laissant déposer et décantant la partie claire, dans laquelle on fait le dosage. Du poids de l'eau restée sur le charbon on conclut la quantité de lait correspondant au liquide sur lequel on a opéré et la proportion du chlore qu'il contient.

On évapore en partie la liqueur sur le sable.

9° On dessèche à une chaleur douce le résidu charbonneux qu'on vient de laver, puis on continue la calcination jusqu'à ce que tout le charbon soit détruit et qu'on obtienne un résidu de cendres blanches.

Il est important de doser le chlore au moment que je viens d'indiquer. Lorsqu'on effectue la calcination complétement et qu'on recherche le chlore dans la solution des cendres blanches, on n'en trouve qu'une quantité très-faible, trop faible même parfois pour pouvoir être dosée, parce que les chlorures se volatilisent. On trouve aussi dans ces cas une quantité d'alcalis trop faible.

10° *Silice*. — Traiter les cendres par l'acide azotique concentré, évaporer sur le sable, à une douce chaleur, puis chauffer à 200 degrés pour rendre la silice insoluble dans les acides. Arroser le résidu avec quelques gouttes d'acide azotique, laisser reposer quelque temps, ajouter de l'eau distillée pour dissoudre les sels ; jeter sur un très-petit filtre, laver. — Sécher et calciner le filtre pour avoir le poids de la silice (1).

11° La liqueur filtrée est mélangée à celle dont on a précédemment précipité le chlore.

Précipiter dans la liqueur, au moyen d'un excès d'ammoniaque, les phosphates insolubles. — Filtrer, laver le précipité sur le filtre.

En second lieu, après avoir préalablement chauffé sur le sable assez longtemps pour chasser l'excès d'ammoniaque, précipiter par l'eau de baryte l'acide sulfurique et ce qui reste d'acide phosphorique. Jeter ce second précipité sur le filtre qui contient le premier, laver, sécher, calciner.

12° *Alcalis*. — On a ainsi, d'une part, les alcalis en solution dans la liqueur qui contient en outre un excès de baryte, de l'acide chlorhydrique et de l'acide nitrique ; d'autre part, tous les autres éléments minéraux à l'état de précipité.

Précipiter la liqueur par un excès de carbonate d'ammoniaque. Séparer par filtration le carbonate de baryte, recevoir le liquide dans une capsule de porcelaine, évaporer sur le sable, puis chauffer fortement sur le sable pour chasser les sels ammoniacaux ; achever en chauffant avec modération à feu nu. Les alcalis restent comme résidu à l'état de carbonates, d'azotates et de chlorures. On ajoute dans la capsule un excès de chlorhydrate d'ammoniaque en poudre et quelques gouttes d'eau, on dessèche de nouveau au bain de sable et l'on calcine fortement au bain de sable jusqu'à ce que tout le chlorhydrate d'ammoniaque soit dissipé. Il ne reste alors que les chlorures alcalins. On prend le poids de la capsule en le repesant après l'enlèvement des chlorures on obtient leur poids.

Dissoudre dans l'eau distillée et doser volumétriquement Cl par l'azotate d'argent neutre en présence du chromate de potasse.

---

(1) J'ai toujours opéré avec des filtres très-petits dont la cendre pesait moins d'un demi-milligramme.

Voici comment je procède :

Je prépare la liqueur titrée d'argent en dissolvant environ 25 grammes de nitrate d'argent fondu dans un litre d'eau distillée. Je filtre la solution, puis j'en détermine le titre par deux ou trois essais successifs à l'aide d'une liqueur titrée de chlorure de sodium.

Dans la liqueur d'essai, on verse une ou deux gouttes de solution de chromate de potasse, et dans ce liquide on verse peu à peu la liqueur titrée de nitrate d'argent à l'aide d'une burette graduée. A chaque addition du réactif, on agite avec une baguette ou simplement en imprimant au verre à expérience un mouvement de rotation. Dès que le chlore est en grande partie saturé, chaque goutte, en tombant, produit une coloration rouge (chromate d'argent) qu disparaît par l'agitation. Elle est d'autant plus longue à disparaître qu'on approche davantage du point de saturation. Quand la saturation est complète, une goutte de réactif suffit pour donner à la totalité du liquide une coloration rougeâtre faible, persistante. On doit s'arrêter dès que cette teinte apparaît, et lire le nombre de divisions employé. Si, après avoir noté la quantité d'argent employée on doutait que la saturation fût complète, soit à cause de la pâleur de la teinte, soit à cause d'un éclairage défectueux du laboratoire, l'addition d'une ou deux gouttes lèverait toute espèce de doute à cet égard.

Les procédés volumétriques, qui reposent presque tous sur un changement de teinte des liquides ou des précipités, sont souvent rendus très-difficiles par la mauvaise adaptation de l'éclairage d'un laboratoire. Celui-ci peut être apprécié partout et offre l'immense avantage de pouvoir être employé à la lumière artificielle d'une lampe ou du gaz. En ayant soin de se placer entre la lampe, à laquelle on tourne le dos, et le verre à expérience, on constate le changement de teinte aussi facilement qu'en plein jour.

Connaissant la quantité de chlorures alcalins, on peut déterminer les proportions de chacun d'eux en dosant directement la potasse par le bichlorure de platine.

Je m'en suis tenu au procédé indirect. On y parvient au moyen d'une équation fort connue dont voici les éléments :

Partie en poids.	Contient.
1,00 K.Cl......................	0,4755 Cl.
1,00 NaCl......	0,6068 Cl.

$$q = \text{le poids total des deux chlorures.}$$
$$Cl = \text{le poids total du chlore.}$$
$$x = KCl.$$
$$q - x = NaCl.$$

On arrive à la formule :

$$x = \frac{q \times 0{,}6068 - Cl.}{0{,}6068 - 0{,}4755} = \frac{9 \times 0{,}6068 - Cl.}{0{,}1313.}$$

Connaissant le poids de chaque chlorure, on en déduit le poids de la potasse en multipliant KCl par 0,6309 et celui de la soude en multipliant NaCl par 0,6034.

13° *Acide sulfurique.* — On reprend à chaud le précipité obtenu par l'ammoniaque et l'eau de baryte par l'acide chlorhydrique étendu qui dissout la totalité des sels moins le sulfate de baryte. On filtre pour séparer ce sel qu'on lave sur le filtre, à l'eau bouillante.

Sécher, calciner le filtre, peser.

Le poids de l'acide sulfurique $= SO^3, BaO \times 0{,}3433$.

14° Débarrasser la liqueur de la baryte qu'elle contient en y versant un léger excès d'acide sulfurique. Séparer le précipité par filtration.

15° Additionner la liqueur, à froid, d'une solution d'acide citrique en quantité suffisante pour que tous les sels présents y soient solubles, sauf le phosphate ammoniaco-magnésien. Pour y arriver plus sûrement, on commence par précipiter la liqueur au moyen d'un excès d'ammoniaque ; on redissout le précipité par l'acide citrique et l'on ajoute de nouveau de l'ammoniaque. S'il se forme immédiatement un précipité, c'est que l'acide citrique est insuffisant, on en ajoute une nouvelle dose, puis on verse de nouveau de l'ammoniaque.

16° *Magnésie.* — La liqueur ne doit se troubler qu'au bout d'un instant, sous l'influence de l'agitation. On la laisse alors reposer pendant au moins douze heures afin que le phosphate ammoniaco-magnésien ait tout le temps de se déposer.

On décante alors, à l'aide d'une pipette, le liquide clair, et on filtre le dépôt qu'on lave sur le filtre à l'eau ammoniacale.

Sécher, filtrer, calciner, peser. Le poids de la magnésie s'obtient en multipliant par 0,3661 le poids du pyrophosphate de magnésie obtenu.

17° *Acide phosphorique.* — Additionner la liqueur d'une solution de sulfate de magnésie ammoniacal, pour précipiter le reste de l'acide phosphorique à l'état de phosphate ammoniaco-magnésien. Opérer comme précédemment.

Du poids des deux précipités, déduire le poids de l'acide phosphorique en le multipliant par 0,1977.

La calcination du phosphate ammoniaco-magnésien est longue et le résidu a une grande tendance à retenir du charbon. On peut abréger l'opération en calcinant à une température assez basse et en arrosant à deux ou trois reprises le sel avec quelques gouttes d'acide nitrique concentré.

Il faut avoir soin, lorsqu'on dissout les cendres, de maintenir en ébullition assez longtemps avec l'acide concentré d'abord, puis avec l'eau acidulée. Sans cela, on s'exposerait à éprouver de grandes difficultés pour le dosage de l'acide phosphorique. Il m'est arrivé trois ou quatre fois de n'obtenir aucun précipité. Sans doute, le phosphore se trouvait à l'état d'acide pyrophosphorique. Il m'a fallu, pour pouvoir opérer le dosage, évaporer, calciner et redissoudre de nouveau en prenant la précaution que je recommande. La réaction s'est produite alors sans difficulté.

18° Passer la liqueur dans une capsule de porcelaine, évaporer sur le sable ou au bain-marie, puis calciner pour détruire l'acide citrique.

L'évaporation demande à être conduite avec prudence et faite à une très-douce chaleur à la fin, pour éviter les projections qui sont fréquentes. Pour la même raison, il faut avoir soin aussi de ne commencer la calcination que lorsque la matière est parfaitement sèche.

19° Reprendre le résidu de la calcination par l'acide azotique concentré qu'on étend ensuite d'eau distillée. Faire bouillir assez longtemps pour faire passer tout le fer au degré supérieur d'oxydation.

Il faut s'assurer, au moyen du molybdate d'ammoniaque, si la liqueur ne contient plus aucune trace d'acide phosphorique ; auquel cas la précipitation complète du fer devient à peu près impossible. La liqueur retient du phosphate de protoxyde plus soluble à froid qu'à chaud, qu'il est très-difficile d'éliminer, et qui trouble la liqueur toutes les fois qu'on en élève la température.

20° *Fer*. — Quand on s'est assuré que la liqueur ne contient plus de PhO^5 et qu'on a suroxydé le fer, on le précipite au moyen d'un excès d'ammoniaque.

21° *Chaux*. — Précipiter la liqueur ammoniacale par l'oxalate d'ammoniaque, porter à l'ébullition pour faciliter la séparation du dépôt. Filtrer, laver, sécher, calciner l'oxalate.

On peut doser par différents procédés. On peut calciner légèrement et peser à l'état de carbonate de chaux, ou calciner au chalumeau et peser à l'état de chaux caustique. Mais dans le premier cas, on n'est jamais bien sûr de n'avoir pas décomposé un peu de carbonate; dans le second, on risque de ne l'avoir pas décomposé complétement, et dans l'un comme dans l'autre, le dosage peut être erroné.

On peut avoir recours à l'alcalimétrie.

J'ai préféré la doser à l'état de chlorure; non que l'alcalimétrie soit un moyen moins sûr, mais afin de simplifier mon travail en réduisant autant que possible le nombre des réactifs employés.

22° *Manganèse.* — Verser dans la liqueur quelques gouttes de sulfure d'ammonium et porter à l'ébullition. Le sulfure de manganèse se précipite en flocons rougeâtres. Pour peu que la liqueur retienne des traces de fer, elle prend une coloration verte et le précipité est brun. Il n'est pas très-facile d'enlever assez complétement le fer pour qu'il n'en soit pas ainsi; de sorte que la coloration caractéristique du sulfure de manganèse ne pouvant être constatée, on peut douter de la présence de ce métal, d'autant plus qu'il y existe à très-faible dose et qu'on agit sur de minimes quantités de substance. Le bioxyde de fer peut d'ailleurs se présenter à l'état soluble, et peut-être contribue-t-il aussi à troubler cette réaction.

Le manganèse, ainsi que je l'ai dit plus haut, ne peut pas toujours être dosé dans le lait. Voici une réaction très-sensible, mais non très-fidèle, à l'aide de laquelle j'ai toujours pu mettre en évidence des traces de manganèse.

Plusieurs fois j'avais observé qu'au moment où je versais de l'ammoniaque dans la solution nitrique des cendres pour en précipiter la magnésie, la liqueur prenait la teinte rose violacée caractéristique des solutions de permanganates. J'eus alors l'idée d'utiliser cette réaction dans les cas où la quantité n'était pas dosable. Les conditions où elle se produit le plus facilement sont les suivantes : faire bouillir d'abord le liquide acide par AzO^5 ; y ajouter un léger excès d'ammoniaque caustique. Quelquefois la teinte se produit pendant qu'on verse l'ammoniaque; elle disparaît lorsque l'ammoniaque est en excès. Elle se produit plus facilement lorsqu'on verse goutte à goutte de l'acide azotique dans la liqueur ammoniacale. Elle apparaît au moment où le point de saturation est dépassé par l'addition d'une goutte d'acide : quelquefois instantanément, d'autres fois avec une très-grande lenteur. Parfois la teinte s'accentue fortement par son exposition à l'air ; d'autres fois elle s'atténue graduellement au point de disparaître après une douzaine d'heures.

Il m'est arrivé plus souvent de ne pas obtenir de résultat d'abord et de ne produire la coloration du liquide qu'après avoir, deux ou trois fois de suite, versé l'un après l'autre, en dépassant chaque fois le point de saturation, l'ammoniaque et l'acide.

Le temps m'a manqué pour déterminer d'une façon rigoureuse dans quelles conditions il faut opérer pour produire toujours le phénomène d'une façon identique. Peut-être y a-t-il là, en germe, un procédé volumétrique pour le dosage du manganèse. En somme, la réaction n'est pas fidèle. De ce qu'elle ne se produit pas dans un liquide, on n'en pourra pas conclure qu'il ne contient pas de manganèse. Mais on peut affirmer qu'il y a du manganèse partout où elle se montre, et presque toujours on la produit facilement.

Tel est le procédé analytique auquel je me suis définitivement arrêté, après de nombreux essais que je vais passer en revue le plus rapidement possible.

Afin d'abréger la durée de mes analyses, j'ai eu d'abord recours au fractionnement des liqueurs et aux dosages volumétriques.

La volumétrie évite une foule de lenteurs telles que : repos des liqueurs, filtration, dessiccation des filtres, calcination, pesée. En outre, elle permet, dans certains cas, de doser des quantités faibles que la balance ne saurait accuser. Le fractionnement des liqueurs dispense de la préoccupation d'éliminer les réactifs avant de procéder à de nouveaux dosages.

J'ai essayé le dosage de l'acide phosphorique par le nitrate d'urane, en employant le procédé de Leconte indiqué par M. Byasson, dans sa thèse de doctorat, en lui faisant subir toutefois quelques légères modifications rendues indispensables par la nature des corps en présence.

Voici l'indication donnée par M. Byasson (p. 27) :

« L'acide phosphorique contenu dans un poids donné d'une substance est amené en solution neutre à l'état de phosphate alcalin dans un volume connu, opération qui s'effectue par un des deux procédés principaux, savoir ; par calcination avec un excès de carbonate de soude, ou par ébullition avec un acide minéral, tel que l'acide nitrique concentré, quand la substance y est soluble. »

Il y a assurément dans cette dernière phrase inadvertance de l'auteur. La dissolution d'un mélange salin dans l'acide nitrique concentré ne saurait être neutre. La calcination avec le carbonate de soude, plus facilement encore avec un mélange à parties égales de carbonate de soude et de carbonate de potasse, donne une solution phosphorique *alcaline* dans laquelle on ne saurait doser l'acide phosphorique par l'urane. En outre, la décomposition n'est pas complète, et il reste toujours une petite quantité d'acide phosphorique dans le résidu insoluble, ainsi que l'a fait remarquer très-justement M. Gasparin, ce qui m'eût occasionné des erreurs d'autant plus graves que je devais opérer sur de faibles quantités.

Ce moyen a en outre l'inconvénient de rendre impossible le dosage des alcalis.

Je m'en tins à la solution acide par l'acide azotique effectuée en employant aussi peu d'acide que possible. Puis, afin d'opérer sur une liqueur acide par l'acide acétique, je l'additionnai d'acétate de potasse et fis l'essai de la manière suivante :

Préparer deux solutions, l'une de phosphate de soude, l'autre de nitrate d'urane dont on détermine ensuite le titre ;

Verser dans un petit ballon 10 centimètres cubes de la dissolution de nitrate d'urane dans laquelle on laisse tomber une goutte de dissolution de cyanure jaune de potassium qui donne au liquide une coloration brune. Verser peu à peu dans le ballon, à l'aide d'une burette de Mohr, la dissolution titrée de phosphate de soude, en portant de temps en temps la liqueur à l'ébullition, jusqu'à ce que la coloration brune disparaisse. A un certain moment, de brun qu'il était, le précipité devient brusquement blanc très-légèrement teinté de bleuâtre. Par l'addition d'une nouvelle goutte, le précipité devient bleu. Ce changement de couleur est très-tranché et peut donner un résultat très-exact quand on opère sur des liqueurs neutres. A ce moment, on lit sur la burette le nombre de divisions employées.

Exemple : 10 centimètres cubes de solution uranique ont neutralisé $4^{cc},8$, de solution de phosphate de soude contenant $0^{gr},03408$ d'acide phosphorique.

Dans un second essai, 10 centimètres cubes de liqueur d'urane et un volume de la liqueur d'essai correspondant à 10 centimètres cubes de lait, sont mélangés dans le ballon et additionnés d'une goutte de cyanoferrure. Achever de neutraliser comme précédemment, par le phosphate de soude de la burette de Mohr. Pour produire la teinte bleue, j'ai employé $4^{cc},2$ de phosphate de soude. La différence entre le 1er et le 2e essai est de $0^{cc},6$, qui ont été remplacés par 10 centimètres cubes de lait. 10 centimètres cubes de lait contiennent donc une quantité d'acide phosphorique égale à celle contenue dans $0^{cc},6$ de la solution de pnosphate de soude. Le poids de l'acide phosphorique sera donné par la proportion suivante :

$$4,8 : 0,03408 :: 0,6 : x$$

Or,
$$x = 10^{cc} \text{ de lait}$$

$$x, \text{ ou } 10^{cc} \text{ de lait} = \frac{0,03408 \times 0,6}{4,8} = 0,00426.$$

D'où
$$1 \text{ litre de lait contient } 0,426 \text{ PhO}^5.$$

Mais ce procédé, parfaitement exact quand on opère sur des liqueurs absolument neutres, n'a plus, tant s'en faut, la même valeur, dès qu'on opère sur une liqueur acide. Car le nombre de divisions de la burette nécessaire pour neutraliser l'urane varie avec le degré d'acidité de la liqueur. On peut, après la neutralisation, en versant quelques gouttes d'acide dans le ballon, rendre au précipité la coloration brune qu'il avait au début. Il m'est arrivé aussi d'obtenir d'emblée la coloration bleue, en versant le cyanoferrure, bien que l'urane ne fût point neutralisé par l'acide phosphorique, et encore, de ne point obtenir de coloration du tout, même en ajoutant 8 à 10 gouttes de cyanoferrure.

Le temps m'a manqué pour rechercher la raison d'être de ces inconstances de réaction.

La solution acide d'azotate de bismuth peut servir aussi pour doser par les volumes l'acide phosphorique dans les dissolutions acides par l'acide azotique. Mais ici, le chlore et l'acide sulfurique s'opposent à l'emploi de ce réactif.

La solution de perchlorure de fer pouvait encore être employée en ayant soin de n'agir que dans des liqueurs légèrement acides par l'acide acétique, additionnées de sulfocyanure de potassium. Mais le changement de coloration n'est pas assez brusque. La liqueur ne peut être suffisamment neutralisée sans qu'on précipite le phosphate de fer qu'elle contient normalement, et ainsi une partie de l'acide phosphorique ne sera point accusée par la réaction qui, d'ailleurs, peut être influencée par le degré d'acidité.

L'acide sulfurique pouvait-il être dosé par un procédé volumétrique ?

J'ai fait quelques dosages d'après le procédé indiqué par M. Levol, à l'aide d'une liqueur titrée de nitrate de plomb. La liqueur à analyser est mise dans un petit ballon avec une ou deux gouttes de solution d'iodure de potassium. On y verse peu à peu, à l'aide d'une burette de Mohr, la solution plombique jusqu'à ce qu'on aperçoive se manifester, à l'endroit où tombent les gouttes, la coloration jaune de l'iodure de plomb. On ne verse plus alors qu'une goutte à la fois, et l'on agite. La coloration jaune disparaît presque aussitôt. Mais lorsque tout l'acide sulfurique est neutralisé, la coloration jaune du précipité persiste. On arrête alors l'opération et on lit le nombre de divisions employé.

Ce procédé ne convient point pour l'analyse du lait. Il ne peut donner de bons résultats que dans les liqueurs neutres ; en outre, la réaction est peu tranchée. L'iodure de plomb, quand il est en très-petite quantité, mélangé à un précipité blanc, relativement volumineux, lui communique une coloration si peu marquée qu'on est toujours indécis si l'on est arrivé au point de saturation.

Une autre cause d'erreur encore plus grave est celle-ci : la liqueur contient de l'acide phosphorique que le plomb précipite et qu'on dose comme acide sulfurique.

Néanmoins, on pourrait avoir recours à ces deux procédés de dosage, de l'acide phosphorique par l'urane et de l'acide sulfurique par le plomb, dans les cas où l'on n'aurait besoin que d'un résultat approximatif. Il faudrait alors prendre la précaution de neutraliser préalablement la liqueur acide en la saturant par du carbonate de magnésie. On doserait l'acide sulfurique dans une partie du liquide par le nitrate de plomb.

Il faut observer la couleur du précipité en le regardant de bas en haut et plaçant le ballon entre l'œil et un plafond blanchi. Arrivé au point de saturation, on devrait tenir compte de la quantité d'acide phosphorique (connue par un dosage à part) que contient la liqueur d'essai, et qui a neutralisé une partie du réactif employé.

On procède au dosage de l'acide phosphorique comme il a été dit plus haut.

J'ai pu obtenir ainsi quelques résultats très-approchés. Toutefois, je ne crois pas ces moyens susceptibles de donner des résultats assez rigoureux pour les appliquer à l'étude du sujet que je traite ici. D'ailleurs, est-on bien sûr de ne pas précipiter un peu d'acide phosphorique en neutralisant par le carbonate de magnésie ? En second lieu, l'acétate d'ammoniaque précipite toujours un peu de phosphate de fer.

Pour le dosage du chlore je me suis servi alternativement de la pesée et des volumes. J'ai décrit précédemment le *modus faciendi*.

Le *dosage de la chaux*, si on veut le faire de prime abord par l'oxalate d'ammoniaque dans la liqueur complexe qui nous occupe, offre de nombreuses chances d'erreur. Si la liqueur est acide autrement que par l'acide oxalique, une partie de la chaux peut n'être pas précipitée. Il faut alors neutraliser en ajoutant de l'ammoniaque étendue jusqu'à ce qu'on obtienne un trouble persistant qu'on redissout par la plus petite quantité possible d'acide chlorhydrique ou nitrique. Mais parfois le précipité formé se redissout très-difficilement et exige une assez forte proportion d'acide, et, quand on porte la liqueur à l'ébullition, le trouble augmente au lieu de diminuer.

Le précipité qui se comporte ainsi n'est autre que du phosphate de protoxyde de fer.

La chaux peut être dosée à l'état de carbonate de chaux caustique, ou par la méthode alcalimétrique.

Dans ce dernier cas, sans s'inquiéter si la chaux est à l'état caustique ou carbonatée, on jette le précipité dans une quantité déterminée d'acide titré, dont on achève la saturation au moyen d'une liqueur ammoniacale également titrée.

Le calcul s'effectue de la manière suivante :

10 centimètres cubes d'acide normal sont neutralisés par 57 centimètres cubes de liqueur ammoniacale contenant 0,0791 d'azote.

Pour exprimer Az en CaO, il suffit de multiplier par 2 le chiffre trouvé. On peut opérer directement en raisonnant comme si les 57 centimètres cubes de liqueur alcaline contenaient 0,1582 CaO.

Je précipite par l'oxalate d'ammoniaque une portion de solution représentant 20 centimètres cubes de lait, et le précipité calciné est jeté dans 10 centimètres cubes d'acide que je sature par la liqueur ammoniacale, après avoir coloré l'acide avec la teinture de tournesol. Pour obtenir le changement de teinte, j'ai employé 53 divisions de la burette. Le précipité correspond, par conséquent, à la quantité d'alcali contenu dans 4 centimètres cubes de la liqueur normale.

J'aurai donc la proportion suivante : $57 : 0{,}1582 :: 4 : x$. D'où

$$20 \text{ centimètres cubes de lait contiennent } \frac{0{,}1582 \times 4}{57} = 0{,}11108 \text{ CaO.}$$

Un litre contient $0^{gr},5554$ de chaux.

La magnésie ne saurait être dosée d'emblée dans la solution des cendres de lait, ni même après la précipitation de la chaux ; car l'ammoniaque versée en excès précipiterait en même temps que le phosphate ammoniaco-magnésien, des phosphates de fer et de manganèse qui donneraient, à la pesée, un chiffre beaucoup trop élevé.

D'après le peu de renseignements que j'avais pu recueillir dans les auteurs, je m'attendais à ne trouver que des traces, inconstantes peut-être, de ce dernier corps, et des quantités de fer si faibles que sur les minimes échantillons de lait que j'avais à examiner, je croyais devoir me borner à constater qualitativement sa présence. Il a fallu, tant mon idée était préconçue à cet égard, qu'il s'imposât à moi et me fît manquer bien des dosages, me fît assister à une foule de réactions imprévues et qui, d'abord, me semblaient inexplicables, pour que je me décidasse enfin à en tenir compte et à lui accorder, dans mes analyses, l'attention qu'il mérite. Au début de mes recherches, j'étais fort surpris de trouver d'aussi fortes doses de magnésie. D'autre part, les précipités obtenus, magnésie et autres, étaient presque tous colorés par l'oxyde de fer.

Après m'être convaincu de l'impossibilité de doser chaque substance dans une fraction de ma solution avant d'en avoir préalablement éliminé un certain nombre de composants, j'opérai un fractionnement d'un autre genre en précipitant la liqueur par l'ammoniaque.

a. Dans la liqueur ammoniacale, rechercher l'acide phosphorique s'il en reste, au moyen de l'acétate de magnésie ammoniacal ; puis l'acide sulfurique par l'eau de baryte ou le chlorure de baryum après avoir porté à l'ébullition pour chasser l'excès d'ammoniaque.

Procéder ensuite à l'isolement des alcalis : réduire sur le sable, et précipiter par le carbonate d'ammoniaque l'excès de baryte et de magnésie.

Il est très difficile de se débarrasser complétement de la magnésie, bien que théoriquement elle doive être toute précipitée à l'état de carbonate. Quand on a transformé les alcalis en chlorures et qu'on reprend par l'eau, on a un liquide louche par la présence d'un peu de magnésie caustique. Un peu de magnésie échappée à la précipitation s'est transformée en chlorure. Celui-ci se décompose partiellement par la calcination. Le même phénomène se reproduit plusieurs fois de suite, et ce n'est généralement qu'après deux ou trois calcinations et filtrations successive que la magnésie est complétement éliminée.

b. Dans le précipité calciné et pesé, puis repris par HCl, précipiter successivement : le fer par l'acétate d'ammoniaque, de façon à avoir une eau mère acide par l'acide acétique.

Précipiter en second lieu la magnésie par un excès d'ammoniaque.

Du poids de ces deux bases, déduire le poids de l'acide phosphorique qui y était combiné, calculer par différence le poids du troisième phosphate, celui de son acide et de la chaux.

Additionner les quatre dosages de l'acide phosphorique.

Ce mode de dosage est expéditif, mais il a l'inconvénient de tous les dosages par différence. Si l'on ne tient pas absolument à économiser le temps, il vaut mieux doser directement la chaux par l'oxalate d'ammoniaque et, pour contrôler l'appréciation de l'acide phosphorique, dissoudre par HCl les phosphates précipités, et les mélanger à la liqueur dans laquelle on recherchera la totalité de PhO^5 par le sulfate de magnésie ammoniacal.

Le reproche le plus grave qu'on puisse adresser à ce *modus faciendi*, c'est que le fer n'est pas complétement précipité par l'acétate d'ammoniaque. On en précipite une portion avec la magnésie pour laquelle on obtient un chiffre trop élevé, et il reste presque toujours un peu de phosphate de protoxyde de fer en dissolution, ce qui contribue à fausser aussi le dosage de l'acide phosphorique, déjà rendu moins sûr par sa précipitation en plusieurs fois.

Le procédé rapide, par différence, peut, s'il est bien manié, donner des résultats, sinon rigoureux, du moins très-approchés.

Le problème qui restait à résoudre consistait surtout à déterminer dans quel ordre il était le plus avantageux d'effectuer les dosages. J'ai interverti cet ordre un certain nombre de fois.

J'ai dosé d'abord le chlore et l'acide sulfurique par les moyens ordinaires, puis le fer par l'acétate d'ammoniaque. Puis, dans la liqueur acétique, j'ai précipité l'acide phosphorique par l'urane.

L'urane est certainement le meilleur réactif pour doser l'acide phosphorique. Son phosphate est complétement insoluble, se dépose vite et laisse surnager une liqueur limpide qu'on peut facilement décanter avec une pipette, ce qui épargne les lenteurs d'une longue filtration. La calcination aussi en est facile et rapide.

Il importe d'opérer la précipitation à l'ébullition. On s'assure qu'on a mis un excès d'urane en essayant la liqueur par le cyanoferrure de potassium ; on laisse déposer et l'on décante. Le dépôt est très-léger, et il est difficile de ne pas imprimer au liquide une secousse qui le trouble au moment où l'on bouche avec la langue l'extrémité de la pipette. Mais on peut enlever facilement la presque totalité du liquide à l'aide d'un siphon ainsi disposé : On effile un tube dont on courbe la pointe de façon à aspirer le liquide de haut en bas. On courbe son autre extrémité en sens contraire. Ici l'on adapte un petit tube en caoutchouc muni à son autre bout d'un tube de verre par lequel on aspire le liquide pour amorcer le siphon.

La pipette étant plongée dans le liquide à décanter, et l'extrémité fixée presque à fleur du précipité à l'aide d'une rondelle de plomb appuyée sur le verre, on amorce le siphon. Quand le liquide arrive près des lèvres, il suffit de pincer le tube en caoutchouc; on place le tube dans un deuxième verre, et le siphon abandonné à lui-même fonctionne tant qu'il reste du liquide à décanter. On lave ainsi à deux ou trois reprises à l'eau bouillante par décantation. Ensuite, le précipité se dépose moins facilement. On filtre alors et on lave jusqu'à ce que l'eau de lavage ne se colore plus par le cyano-ferrure de potassium. On dessèche, puis on calcine le filtre. On obtient un résidu verdâtre. Ce produit est du pyrophosphate d'urane $(U^2O^3,2PO^5)$.

M. Joulie s'est assuré que le phosphate précipité contient de l'ammoniaque. Ce serait donc du phosphate ammoniaco-uranique et non du phosphate à un équivalent d'eau, comme l'a affirmé M. Byasson.

La liqueur doit être réduite sur le sable à un faible volume et débarrassée de l'urane par un excès d'ammoniaque. Décanter, laver et filtrer comme il a été dit pour le phosphate d'urane. Cette dernière opération doit être exécutée très-rapidement pour deux raisons.

Si la liqueur ammoniacale contenant l'urane reste exposée à l'air, elle absorbe de l'acide carbonique et à la faveur du carbonate d'ammoniaque, une partie de l'urane se redissout et échappe à la précipitation. Il faut alors saturer de nouveau par un acide à l'ébullition et précipiter une seconde fois par AzH^3.

Le lavage sur le filtre doit être fait sans interruption. Car si on laisse le précipité se dessécher, il se racornit, se fendille et si l'on ajoute de nouvelle eau pour laver, elle passe au travers des crevasses du précipité et ne le pénètre pas.

Dans la liqueur ammoniacale, on précipite la chaux par l'oxalate d'ammoniaque.

Après avoir séparé le précipité, on peut, à l'aide du sulfure d'ammonium, rechercher le manganèse dans la liqueur. On obtient encore ici un mélange de sulfure de manganèse et de sulfure de fer, parce que la séparation faite au début par l'acétate d'ammoniaque n'est pas complète.

Dans la liqueur restante, on précipite la magnésie par le phosphate d'ammoniaque.

Et l'on isole en dernier lieu les alcalis, comme il a été dit plus haut.

Ce procédé, moins imparfait que les précédents, mérite encore des reproches :

Le fer n'est pas complétement séparé au début de l'opération. Le phosphate de fer (protoxyde) n'est insoluble qu'à l'ébullition. Une partie se redissout par le refroidissement pendant la filtration.

Lorsque ensuite on porte de nouveau la liqueur filtrée à l'ébullition, on la voit se troubler encore, quelquefois à plusieurs reprises. Le fer se retrouve jusqu'à la fin de l'analyse mélangé à tous les précipités.

Je ne suis parvenu à doser convenablement l'acide phosphorique et le fer qu'en faisant intervenir l'acide citrique dans les liqueurs.

Je n'ai pas d'abord effectué les dosages dans l'ordre que j'ai indiqué en commençant. La seule différence consistait en ce que je ne dosais qu'en dernier lieu les alcalis.

Plus tard, je les ai isolés les premiers, afin de n'avoir pas à me préoccuper de l'élimination, toujours longue et difficile, de la magnésie.

A mon grand regret, j'ai dû renoncer au dosage de l'acide phosphorique par l'urane. Je ne pouvais recourir à ce réactif sans compliquer l'opération, qu'il eût fallu modifier ainsi qu'il suit :

Doser le chlore, puis l'acide sulfurique ; précipiter PHO^5 par le nitrate d'urane dans la liqueur acide ;

Éliminer l'urane par l'ammoniaque (l'oxyde d'uranium ne serait pas précipité en présence de l'acide citrique). Ajouter l'acide citrique ;

Précipiter MgO par le phosphate d'ammoniaque ; éliminer PHO^5 par le sulfate de magnésie ammoniacal.

Terminer ensuite l'analyse comme il a été dit plus haut.

VIII

Sur quelques propriétés spéciales au lait de femme.

Il me reste à mentionner encore quelques remarques spéciales sur les propriétés du lait de femme.

Outre les différences de composition que présentent entre eux le lait de femme et le lait de vache, différences sur lesquelles j'insisterai tout à l'heure en comparant entre eux les tableaux des analyses que j'en ai faites, il en est d'autres qui ne se traduisent pas par des chiffres et n'ont pu y prendre place.

Sous l'influence de la chaleur, le lait de femme exhale une odeur qui rappelle de très-près l'odeur du blanc d'œuf cuit. Fréquemment cette odeur est parfaitement tranchée et sans mélange. D'autres fois, elle est en partie masquée par une autre odeur plus ou moins accentuée et variable, celle de l'épiderme de certaines personnes rousses ou très-brunes. C'est surtout dans ces cas que j'ai vu se produire, à la fin de l'évaporation, la coloration brune mentionnée par M. Bouchardat.

J'ai remarqué encore une sorte de parallélisme entre l'intensité de l'odeur et celle de la teinte brune du résidu sec.

Le lait à odeur franche de blanc d'œuf, se coagulant quand l'évaporation est faite à moitié ou aux deux tiers, donne un résidu à peu près blanc ou blond.

Le résidu sec du lait de femme peut présenter toutes les nuances, depuis la teinte légèrement ambrée jusqu'à celle du café à l'eau.

Dans un assez grand nombre de cas, à la fin de l'évaporation, le lait développe une odeur très-caractéristique, celle des gâteaux connus sous le nom de *plaisirs*, dont il reproduit aussi la couleur.

J'ai pu produire artificiellement ce phénomène en évaporant au bain-marie un mélange de blanc d'œuf, de miel et de beurre, additionné de quelques gouttes de solution de soude caustique.

Le même mélange, édulcoré avec du sucre au lieu de miel, donnait une couleur beaucoup plus pâle et une odeur d'œuf persistante se rapprochant de celle que donne le lait facilement coagulable par la chaleur.

Cette observation me fait pencher à admettre que le sucre affecte, dans le lait de femme, deux états différents : l'un, la lactine, avec toutes les propriétés qu'on lui connaît; le second, qui décèle sa présence par son odeur spéciale à la fin de l'évaporation, présentant une certaine analogie avec le miel.

La coloration particulière que prend le lait de femme à la fin de l'évaporation m'a paru tenir à l'état où se trouve l'élément protéique. D'où il résulterait que : la prédominance plus marquée de l'albumine, l'organisation moins parfaite des globules, partant, la mise en liberté facile d'une portion du beurre, et la présence d'une matière sucrée analogue au miel coïnciderait avec la coloration plus foncée du résidu sec ou l'occasionnerait. Peut-être aussi la présence d'un alcali libre n'y est-elle pas étrangère.

La pellicule diffère aussi de celle qui se forme sur le lait de vache : elle est plus mince et parcheminée, plus difficile à déchirer sur les bords où elle s'attache plus fortement aux parois de la capsule. Elle est aussi beaucoup moins épaisse au milieu, surtout lorsque la quantité de lait est un peu forte. Le lait de femme a infiniment moins que le lait de vache la tendance à *monter*, c'est-à-dire à se gonfler par l'ébullition et à être projeté hors du vase qui le contient.

Quand on n'en évapore qu'une petite quantité, de telle sorte que le fond de la capsule est tapissé d'une couche mince, elle y adhère fortement, et présente un aspect corné comme l'albumine de l'œuf desséchée. Cet aspect, toutefois, n'est comparable que pour les échantillons qui se colorent très-peu, et quand on n'a point agité le liquide pendant l'évaporation.

Dans ces sortes de lait, où l'albumine se présente avec ses propriétés assez nettes, le beurre se sépare facilement pendant la première partie de l'évaporation et monte à la surface, où il se trouve emprisonné par la pellicule, et forme une couche jaune. Il reste séparé si l'on n'agite pas le liquide pour activer l'évaporation. Il n'y a guère alors que la partie en contact avec le beurre qui brunit à la fin de l'opération. Le reste ne se colore pas plus que le lait de vache.

Dans un cas (n° 73), lorsque le lait fut à moitié évaporé, il se prit en un coagulum tremblant surmonté d'une pellicule jaune très-riche en beurre, exhalant une odeur manifeste d'œuf à la coque. Par l'agitation, le mélange a pris tout à fait l'aspect d'un œuf à la coque à jaune pâle.

IX

Densité.

Les auteurs ne s'accordent guère mieux sur la densité du lait que sur sa composition.

Voici les chiffres que j'ai trouvés dans les auteurs :

Bisson................	1020,3
Lhéritier.............	{ 1018
	{ 1026
Quevenne.............	1032,30
Simon	1032
Clemm. et Scherer.....	{ 1018
	{ 1045
Donné...............	1018
Lehmann.............	{ 1030
	{ 1034
Becquerel et Vernois...	1032,67
J'ai trouvé..........................	1034,31

Ce chiffre représente la densité moyenne des vingt-deux cas dont voici la liste.

Densité du lait de femme.

Numéros.	Âge du lait.	Densités.
1..............	5me jour..........	1037
	7me...............	1038
2..............	4me..............	1027
3..............	3me..............	1030
	6me.............	1030
6..............		1036
10.............	5me.............	1036
11.............	7me.............	1034
14.............	5me.............	1037
16.............	5mo.............	1033
32.............	3me.............	1038
	5me.............	1034
33.............	5me.............	1032
37.............	6me.............	1040
	7me.............	1038
46.............	5me.............	1032
	6me.............	1035
	8me.............	1032
73.............	2me et 3me.......	1038
141 (fausse couche de 6 mois)..	6me.............	1032
Nourrice de L. J.	3 mois..........	1036
Do........	1 an.............	1030

N° 1. Lait de Femme.

Nourrices	Âge du Lait	Sucre	Beurre	Matières azotées	Cendres	Eau	Chlore	Silice	Phosphates de fer et de manganèse	Acide phosphorique	Acide sulfurique	Chaux	Magnésie	Alcalis	Oxide de fer	Oxide de manganèse
N° 1	5e jour	46.97	24.80	42,931	3,443	918.30	·	0,050	0,075	0,267	0,5492	·	0,0122	1.80	·	·
1 bis	7e jour	57.19	24.00	37,36	3,41	916,827	0,3039	0,027	·	0,4421	0,1934	0,4819	0,0532	1,409	·	·
2	3e jour	39.74	17.22	28,235	·	·	·	traces	0,05	0,0692	0,1030	0,112	0,0732	·	·	·
2 bis	5e jour	31.70	14.66	36.66	·	943.98	·	·	·	·	·	·	·	·	·	·
3	3e jour	48.43	27.06	82.333	2,166	869.09	0,6123	traces	0,1333	0,3924	0,2616	0,1866	0,0488	1.45	·	·
3 bis	5e jour	52. ·	20.65	80.044	2,488	874,816	0,3408	·	0,1222	0,2064	0,2268	0,1368	0,0243	·	·	·
4				matières solides = 134,50		900,80										
8	3e jour	55.33	22.30	96.38	2,50	853,47	0,4258	0,0357	0,1422	0,3284	0,2648	0,9163	0,0845	·	·	·
9	4e jour	36.55	16.53	29.62	3,30	927,90	·	·	·	·	·	·	·	·	·	·
10	8e jour	62.26 58.49	23.50	43,61	3,343	907,72	0,3193	·	·	·	0,1747	·	·	·	·	·
11	1re jour 7e jour	65.67 52.36	15.44	89,50	2,68	870,47	·	·	·	·	0,1747	·	·	·	·	·
12	2e jour	58.49	23.50	45,619	3,363	908,037	0,3193	·	·	·	0,1747	·	·	·	·	·
14	6e jour	39.15	23.46	42,806	2,55	826,784	0,4782	0,1333 (ferrugineux)	0,1333	0,2084	0,5719	0,1243	0,0976	·	·	·
15	4e jour	57.19	28.68	57,19	3,52	887,42	·	·	·	0,0988	·	·	·	·	·	·
16	6e jour	52.16	23.94	41,88	2,60	912,40	0,0494	0,0857	0,1428	0,3255	0,4660	0,2016	0,0523	1,0779 KO / 0,1972 NaO	·	·
18	2e jour	50. ·	47. ·	80,50	·	854,50	1,95	·	·	2,47	·	·	·	·	·	·
24	2e jour	31.95	84. ·	100.89	·	817.16	1,76	·	·	0,3582	0,2059	·	·	·	·	·
32	3e jour	56.77	18.74	51. ·	3,067	902,428	0,4052	·	·	0,3797	0,1907	0,5316	0,0407	1,5194	0,1851	0,015
32 bis	5e jour	53.26	17.08	47.40	2,60	904,26	·	·	·	0,1143	·	·	·	·	·	·
33	8e jour	65.95	39.64	·	4,60		·	·	·	0,1593	·	·	·	·	·	·
37	6e jour	64.58	35. ·	38,88	3,36	896,58	0,3608	0,0178	·	0,4754	0,2342	·	0,0523	·	0,1964	·
46	3e jour	54.36 57.40	19.76	38,18	3,03	913,67	0,4490	0,353	·	0,2584	0,1190	0,3848	0,085	1,5325	0,0846	·
46 bis	8e jour	59.83	25,14	45,291	3,42	920,73	0,6141	0,0614	·	0,60	0,1686	0,1762	0,1670	1,5325	0,0877	·
56	Prélevé ... jour	41.33		Matières solides 462		838.50	·	·	·	0,7113	0,8587	·	·	·	0,50	·
73	3e jour	63.26	33.33	36,542	3,798	901,07	0,4319	0,106	·	·	0,2516	·	·	1,856	·	·
141	quatre semaine 7 ou 8 mois	53,44	27.00	24,139	6,698	920,225	1,4530	0,050	·	0,0865	0,2574	0,2710	0,0686	1,50	·	·
Nourrice de S.J	3 mois	53,52	33,27	41,57	2,109	908,531	0,2024	0,009	·	0,2881	0,1248	0,18	0,1664	1,002	0,1363	·
Do.	1 an	59,50	84,537	100,329	2,366	773,368	0,1619	0,066	0,266	0,3212	0,2178	0,1507	0,0492	1,183	·	·
Du	5 mois	56,35	32. ·	46,20	3.00	898,43	traces	·	·	0,85	0,166	0,50	0,063	1.40	·	·
Du	7 mois	60. ·	23,93	·	·		·	·	·	0,426	0,3433	0,478	0,063	0,3368	·	·
Ca	5 mois	17,08	47,50	51,57	2,80	919.85	0,6290	0,035	·	0,213	0,22	0,6334	·	·	·	·
Ha	3 mois	·	41,50	·	·		traces	·	·	1,066	0,18	0,70	0,439	·	·	·

Moyennes des analyses de lait de femme, contenues dans le tableau précédent (Tableau N° 2).

		Sucre	Beurre	Matières azotées	Cendres	Eau	Chlore	Silice	Phosphates	Acide phosphorique	Acide sulfurique	Chaux	Magnésie	Alcalis	Oxide de fer	Oxide de manganèse
Nombre de dosages		34	31	28	26	28	20	19	8	24	27	17	18	13	7	1
Maximum		69.50	84,537	100,829	6,698	943,98	1,95	0,106	0,266	2.47	0,8587	0,9163	0,1664	1,856	0,50	·
Minimum		17.08	15,44	24,139	2.00	773,368	0,0494	traces	0,05	0,0692	0,1036	0,1120	0,0122	0,3368	0,0846	·
Moyenne		53,57	29,46	50.09	2,963	889,635	0,5813	0,0401	0,1334	0,4711	0,2804	0,3509	0,0657	1,305	0,198	0,015

Moyenne du lait physiologique (Tableau N° 3)

		Sucre	Beurre	Matières azotées	Cendres	Eau	Chlore	Silice	Phosphates	Acide phosphorique	Acide sulfurique	Chaux	Magnésie	Alcalis	Oxide de fer	Oxide de manganèse
Nombre des dosages		25	24	20	21	19	16	17	7	19	21	18	16	12	7	1
Maximum		69.50	84,537	100,829	4.60	920,73	0,6141	0,10	0,266	1,066	0,5719	0,9163	0,1664	1,856	0,50	·
Minimum		17.08	15,44	24,139	2,109	773.00	0,0494	traces	0,055	0,0988	0,1190	0,1243	0,0122	0,3368	0,0846	·
Moyenne		54,68	29,578	52,133	2,78	908,326	0,4932	0,0356	0,145	0,4007	0,2869	0,3722	0,0661	1,222	0,198	0,015

Moyenne des analyses de lait de femmes malades (N° 8 Gangrène de la Vulve — 32 bis accident puerpéral — 73 Phthisie au début — 56 Phthisie très avancée, marasme) (Tableau N° 4)

		Sucre	Beurre	Matières azotées	Cendres	Eau	Chlore	Silice	Phosphates	Acide phosphorique	Acide sulfurique	Chaux
Nombre des dosages		4	4	4	2	4	1	1	1	2	4	1
Maximum		63,26	33,33	47,40	3,798	943,98	·	·	·	0,7113	0,8587	·
Minimum		31,70	14,66	28,235	2,00	538. ·	·	·	·	0,0692	0,1036	·
Moyenne		49,49	20,57	37,214	2,889	821,827	0,4319	0,106	0,05	0,3902	0,3319	0,1120

Moyenne des essais de Colostrum recueilli au début en très petite quantité (Résultats peu sûrs, à cause de la petite quantité de lait examinée, du petit nombre de ce... dosage; prise la moyenne) (Tableau N° 5)

		Sucre	Beurre	Matières azotées	Cendres	Eau	Chlore	Silice	Phosphates	Acide phosphorique	Acide sulfurique
Nombre des dosages		3	3	3	1	4	2			2	1
Maximum		56,55	84.00	100.89	·	927,90	1,95	·	·	2.47	·
Minimum		31,95	16,53	29,62	·	817,16	1,76	·	·	0,3582	·
Moyenne		46,16	48,51	70.33	3.30	875,015	1.85	·	·	1,4129	0,2059

Tableau N° 6 — Parallèle du développement des enfants et de la composition du lait de leur mère. ______

Composition du lait

Lait Normal	Lait Normal	N°1 (Sain) 5e jour	N°1 7e jour	N°3 3e jour	N°3 5e jour	N°2 3e jour	N°10 5e jour	N°11 7e jour	N°14 6e jour	N°15 4e jour	N°16 6e jour
Sucre	54 68	46.9'	57.19	48.45	51..	53.35	63.20 / 55.49	63.67 / 56.36	54.15	57.19	52.15
Beurre	29 67	22.50	24..	27.06	30.6	25.30	23.50	13.44	23.46	28.18	25.94
Mat. azot.	57.935	42.9'1	37.36	56.333	50.044	30.32	43.64	54.54	42.506	37.18	44.88
Cendres	2.78	7.443	2.81	2.466	2.488	2.80	2.303	2.68	2.58	3.57	2.60
Eau	908.326	918.30	916.827	869.09	874.816	833.47	907.78	870.47	826.784	867.42	912.40
Chlore	0.4932	·	0.3039	0.6123	0.3408	0.4558	0.3193	·	0.4782	·	0.0494
Silice	0.0386	0.05	0.037	traces	traces	0.0357	traces	·	0.1333	·	0.2837
Ph. de fer ou de Manganèse	0.145	0.075	·	0.1333	0.1222	0.1422	·	·	0.1333	·	0.1428
PhO^5	0.4007	0.257	0.4451	0.3954	0.2064	0.3284	·	·	0.2084	·	0.3255
SO^3	0.2584	0.5492	0.1934	0.2516	0.1286	0.2049	0.1747	·	0.5710	·	0.4660
CaO	0.3?52	·	0.4819	0.1866	0.1368	0.9563	·	·	0.1243	·	0.2052
MgO	0.0083	0.0122	0.0531	0.0488	0.0203	0.0848	·	·	0.0476	·	2.0303
Alcalis	1.288	1.30	1.009	1.45	·	·	·	·		·	·
Fe^2O^3	0.108	·	·	·	·	·	·	·		·	·
MnO^5	0.015	·	·	·	·	·	·	·		·	·

Lait Normal	N°32 2e jour	N°32 5e jour	N°33 5e jour	N°37 6e et 7e jour	N°46 5e et 6e jour	N°46 8e jour	N°73 2e et 3e jours	N°9 4e jour	N°12 2e jour	N°18 2e jour	N°24 2e jour
Sucre	56.77	63.25	65.95	64.58	54.38 / 37.40	39.23	63.26	56.55	58.49	56..	31.95
Beurre	18.30	17.08	30.64	35..	19.76	25.14	33.33	16.53	23.50	45..	24..
Mat. azot.	31..	47.40	·	38.55	38.18	45.291	36.502	29.62	43.619	80.50	100.80
Cendres	3.003	2.00	4.60	3.36	3..	3.42	3.798	3.30	2.3636	·	·
Eau	906.423	904.26	·	696.58	910.73	·	901.07	927.90	908.0274	854.50	817.16
Chlore	0.4032	·	·	0.3608	0.449	0.6181	0.4319	·	0.3193	1.95	1.70
Silice	traces	traces	·	2.0178	0.083	0.0614	0.106	·	traces	·	·
Ph. de fer ou de Manganèse	·	·	·	·	·	·	·	·	·	·	·
PhO^5	0.3797	·	·	0.4754	0.2534	0.60	·	·	·	2.47	0.3858
SO^3	0.1907	0.1143	0.1693	0.2342	1.114	0.1686	0.2516	·	0.1747	·	0.2054
CaO	0.5316	·	·	·	0.3848	0.1762	·	·	·	·	·
MgO	0.04	·	·	0.0523	0.085	0.167	·	·	·	·	·
Alcalis	1.2751	1.5191	·	·	1.5325	1.5325	1.856	0	·	·	·
Fe^2O^3	0.1851	·	·	0.1964	0.0640	0.0877	·	·	·	·	·
MnO^5	0.013	·	·	·	·	·	·	·	·	·	·

Développement Normal

Développem.t Normal (par jour)	par kilog	N°1 par jour	N°1 par kilog	N°3 par jour	N°3 par kilog	N°8 par jour	N°8 par kilog	N°10 par jour	N°10 par kilog	N°11 par jour	N°11 par kilog
1er jour 206.75	− 33.91			− 240	− 66.39						
2e ... 50.60	10.41			+ 25	+ 7.40						
3e , + 10.	+ 5.40	− 33.	− 13.56	= 0	= 0	+ 45	+ 14.63			− 5	− 1.92
4e , + 21.35	+ 6.44	+ 30.	+ 11.78	+ Alimentation mixte + pendant 2 jours		+ 80	+ 26.02	+ 30	+ 8.06	− 50	− 18.69
5e , + 25.50	+ 7.00	− 30.	− 30.			+ 45	+ 17.33	+ 30	+ 13.13	+ 35	+ 13.77
6e , + 22.5	+ 6.63	+ 40.	+ 18.09	− 20.	− 3.61	+ 102	+ 32.55	− 30	− 2.63	+ 15	+ 8.89
7e , + 21.41	+ 7.02	+ 50	+ 18.58	+ 65	+ 18.36			+ 30	+ 5.29	+ 33	+ 8.6
8e , + 20.50	+ 8.06										
9e , + 23..	+ 6.65										

Développem.t Normal	N°14 par jour	N°14 par kilog	N°15 par jour	N°15 par kilog	N°16 par jour	N°16 par kilog	N°32 par jour	N°32 par kilog	N°33 par jour	N°33 par kilog	N°37 par jour	N°37 par kilog
1er jour	n.0	alto										
2e	− 60	− 19.08			+ 5	+ 4.30					+ 50	+ 9.85
3e	= 0	= 0	− 40	− 9.60	− 15	− 2.99	+ 110	+ 32.93	− 60	− 16.98	+ 90	+ 46.9
4e	− 40	− 13.36	+ 60	+ 38.89	+ 20	+ 5.98	+ 50	+ 14.49	− 10	− 4.56	+ 20	+ 6.50
5e	+ 40	+ 11.36	+ 70	+ 38.85	− 10	− 2.97	+ (50) Fe	+	+ 20	+ 9.81	+ 30	+ 10.13
6e	+ 60	+ 6.08	+ 40	+ 24.95	− 25	− 7.66	− 110	− 30.48	− 70	− 9.13	+ 30	+ 9.13
7e	− 40	− 3.36	+ 50	+ 27.34	= 0	= 0	= 0	= 0	+ 50	+ 23.04	+ 30	+ 9.56
8e					+ 20	+ 5.97						
9e					+ 10	+ 2.96						

Développem.t Normal	N°46 par jour	N°46 par kilog	N°73 par jour	N°73 par kilog	N°9 par jour	N°9 par kilog	N°12 par jour	N°12 par kilog	N°18 par jour	N°18 par kilog	N°24 par jour	N°24 par kilog
1er jour			− 95	− 30.30			− 30	− 10.13				
2e			− 90	− 2.60			− 30	− 6.71				
3e	+ 40	+ 17.24	+ 40	+ 13.85			− 30	− 17.00	− 90	− 36.09	+ 10	+ 4.30
4e	+ 40	+ 16.94	− 10	− 3.33					+ 30	+ 12.09	− 65	
5e	+ 10	+ 4.16	+ 70	+ 22.85	+ 5	+ 4.53			− 30	− 14.95	+ 75	+ 7.85
6e	= 0	= 0	− 10	− 3.27	+ 125	+ 38.30			= 0	= 0	+ 25	+ 7.85
7e	+ 30	+ 17.44							− 15	− 6.04		
8e	+ 60	+ 24.39							+ 35	+ 14.19		

Gain moyen à partir du 3e jour, par 96

	N°1	N°3	N°8	N°10	N°11	N°14	N°15	N°16	N°32	N°33	N°37	N°46	N°73
Gain moyen	48,75	34,16	63,75	22,50	6..	2..	42..	5..	pendant les 4ers jours gain considérable	5..	45..	30,.	22,50

Prédominances

- **N°1 :** Lait de qualité médiocre; prédominance d'alcalis. Chaux, SO^3 (V. N°16)
- **N°3 :** prédominance des mat. azot. et des alcalis
- **N°8 :** SO^3, CaO, MgO (alcalis-ion non Potass.)
- **N°10 :** Sucre, alcalimentation
- **N°11 :** Sucre, mat. azot.
- **N°14 :** Sucre, SO^3, Silice, alcalis non Potass.
- **N°15 :** Sucre, mat. azot., Cendres
- **N°16 :** Silice, SO^3, alcalis norm. (V. N°1) Lait médiocre
- **N°32 :** prédom. du Sucre et alcalis; l'enfant l'un des plus beaux; plus de Sucre
- **N°33 :** Sucre, Beurre, Cendres
- **N°37 :** Sucre, Beurre, PhO^3, Cendres
- **N°46 :** alcalis (V. N°1) Lait médiocre
- **N°73 :** Sucre, Beurre, Cendres, Silice, alcalis
- **N°9, N°12, N°18, N°24 :** J'ai rejeté à la fin de ce tableau ces quantités d'observations comme il seroit téméraires, quant à prédom., de sorte qu'à l'inclusion, les enfants au N°9 et du N°12 ayant été ... par ... temps, ou les deux autres analyses ayant été faites ... de très faible quantité de lait.

Manque de :

- **N°8 :** SO^3
- **N°14 :** mat. azot., Cendres, SO^3
- **N°16 :** PhO^3, CaO
- **N°46 :** 30; Beurre, Mat. azot.

Imp. Lith. en couleurs J. Thiel, Dauphin.

Ce que disaient Deyëux et Parmentier sur les variations du lait d'une femme considéré à de très-courts intervalles se trouve parfaitement vérifié par les chiffres de ce tableau. Parmi les femmes dont j'ai pesé le lait plusieurs fois, le n° 3 seul n'a pas éprouvé de changement.

Le n° 1 a varié d'un degré en deux jours;

Le n° 37, de deux degrés en vingt-quatre heures;

Le n° 46, du cinquième au sixième jour, passe de 1032 à 1035 pour redescendre à 1032 le huitième jour;

Le n° 32, du troisième au cinquième jour, est tombé de 1038, 1034.

Un simple coup d'œil jeté sur le tableau n° 1 suffira pour faire voir que la composition n'est pas moins variable que la densité, tant au point de vue des éléments minéraux que des éléments organiques.

X

Moyennes.

Il est de mon devoir de mettre en garde, contre quelques-uns des chiffres de ce tableau, ceux qui voudront bien jeter un coup d'œil sur mon travail.

Ces chiffres, dont il est bon qu'on se défie comme je m'en défie moi-même, se rapportent, les uns à des laits que j'ai analysés avant d'être encore bien sûr de ma méthode, et par l'un ou l'autre des procédés que j'ai décrits parmi les divers essais critiqués et condamnés dans les pages qui précèdent; les autres, à du lait de femmes malades ou à du colostrum recueilli en quantités trop faibles pour qu'on en puisse faire une analyse rigoureuse.

Dans la première catégorie, je classerai les trois dernières analyses du tableau désignées par les initiales Du, Ca, Ha; et dans la seconde les n°ˢ 4, 9, 18, 24, 2 *bis* et 56.

J'ai cru néanmoins devoir conserver ici leur place à ces analyses, parce qu'elles se rapportent presque toutes à des cas peu étudiés, et que d'ailleurs leur maintien ne saurait nuire à cette étude, grâce à la précaution que je prends de prémunir contre des résultats qui ne sauraient, dans ces circonstances spéciales, être exempts d'erreur.

J'ai sorti à dessein ces chiffres dans deux tableaux spéciaux (4 et 5) dont les moyennes auraient besoin d'être ultérieurement contrôlées par d'autres analyses, quand il sera possible d'en exécuter d'analogues dans des conditions plus favorables.

Le tableau n° 3, qui contient la moyenne du lait physiologique, est le plus important. En faisant la part des erreurs possibles dans les conditions où l'on est forcé de faire de telles analyses, je crois être arrivé à une moyenne à peu près exacte, grâce au nombre des dosages sur lesquels j'ai pu l'établir. Tous les chiffres d'ailleurs ne méritent pas le même degré de confiance, en raison du petit nombre de fois qu'il m'a été possible de doser quelques-uns des éléments minéraux. C'est à l'avenir à compléter cette étude que j'ai pu à peine ébaucher jusqu'ici.

XI

Influence des matières salines considérées comme aliments des animaux.

On trouvera en regard, dans le tableau n° 6, le développement de quelques enfants et l'analyse du lait dont ils se sont nourris. A gauche du tableau sont mentionnés, comme point de repère et de comparaison, la composition normale du lait de femme, et au-dessous le développement normal des enfants, par jour et par kilogramme.

C'est de la comparaison de ces chiffres que j'espérais tirer les conclusions principales de ces recherches lorsque je les ai entreprises. Malheureusement beaucoup de mes analyses sont restées incomplètes, soit par pénurie de la matière à analyser, soit par suite d'accidents divers arrivés pendant l'analyse.

La seule conclusion qui me semble sortir assez clairement de la comparaison de ces chiffres, c'est que la plus forte somme d'accroissement coïncide en général avec la prédominance des bases alcalines et terreuses, mais surtout des alcalis. L'acide sulfurique me semble aussi jouer un rôle assez important dans le phénomène de la nutrition des nouveau-nés, bien que cela ressorte moins nettement que pour les alcalis. Les substances organiques, beurre, sucre et matières azotées, semblent avoir moins d'influence. Il ressort, en effet, de ce tableau, que certaines nourrices dont le lait est de qualité médiocre ont des nourrissons mieux développés que d'autres dont le lait est très-riche. Je ne rencontre point cette anomalie si je considère les proportions relatives des éléments minéraux. (Comparer surtout les n°s 1, 3, 16 et 46.)

Comment agissent les alcalis et les bases terreuses? Est-ce en saponifiant le corps gras et facilitant ainsi son assimilation; est-ce en augmentant la solubilité de la matière protéique; est-ce en modifiant favorablement les tissus de l'économie et en rendant plus faciles les phénomènes osmotiques, sur lesquels reposent l'absorption et l'entretien de la vie; est-ce surtout en agissant directement comme aliment essentiel? Je l'ignore et ne veux point ici me hasarder dans la voie des hypothèses.

Je me borne à mentionner un fait que j'observe, et je me contente de le rapprocher de ceux que j'ai recueillis et mentionnés plus haut.

Il s'accorde parfaitement avec les remarques que M. G. Ville a faites sur le développement des plantes. Chez le tout jeune enfant, les tissus sont peu résistants; semblent plutôt albumineux que fibrineux, gorgés de liquide et de graisse. Les os, encore à l'état de cartilage, usent peu d'acide phosphorique et de chaux. Le cerveau ne pense pas encore et sans doute brûle peu de phosphore. La vie active est limitée aux seuls mouvements nécessaires pour respirer, digérer et crier; et il ressort des recherches de M. Byasson, dont j'ai parlé plus haut, que l'élément brûlé dans ces conditions d'activité corporelle est surtout le soufre.

Les muscles de l'enfant contiennent-ils moins de phosphore et de chaux que ceux de l'adulte ; contiennent-ils plus d'alcalis et de soufre? Cela semble probable ; toutefois il faut des analyses comparatives à l'appui. Je regrette, à l'heure qu'il est, que le temps me manque pour élucider ce point important du problème.

C'est avec intention que je n'ai point insisté du tout sur l'action du chlore. J'ai dit, à propos de la méthode analytique, combien il est difficile de doser exactement le chlore dont une partie se perd presque inévitablement par la calcination, quelque précaution qu'on prenne.

Le nombre trop restreint de mes observations m'impose ici une grande réserve.

Je crois néanmoins pouvoir sans témérité m'arrêter aux conclusions suivantes :

1° Un aliment, pour être complet, doit renfermer tous les éléments que l'analyse chimique découvre dans le corps de l'animal qui s'en nourrit.

2° La proportion de ces éléments peut varier, dans certaines limites, sans grand dommage pour l'animal.

3° Tous les éléments de l'alimentation n'ont pas la même importance aux yeux du physiologiste. Tel principe pourra subir une diminution notable sans que la nutrition de l'animal en ressente le contre-coup. Au contraire, une faible oscillation portant sur tel autre principe peut entraver son développement et altérer sa santé.

4° Dans les aliments complets, œufs, lait, chair des animaux, graines des céréales, les principes azotés et hydrocarbonés, malgré des variations considérables dans leurs proportions, sont, en général, suffisants pour entretenir la vie.

5° Les éléments minéraux ne peuvent subir un abaissement un peu considérable dans leurs proportions, sans que la santé de l'animal en soit altérée.

6° L'élément alcalin est celui qui exerce la plus grande influence sur le développement de l'animal au début de la vie.

7° Peut-être cette importance des alcalis est-elle temporaire, et, aux diverses phases de la vie, surtout pendant la période d'accroissement, le premier rôle peut échoir à d'autres minéraux, suivant les besoins spéciaux de l'organe qui se développe.

De nouvelles expériences sont nécessaires pour fixer les limites des variations des principes nutritifs compatibles avec la santé.

EXPÉRIENCES DE M. JOULIE SUR LES VERS A SOIE, COMMENCÉES EN 1867 A VALENCE (DRÔME).

A l'appui de mes recherches, mon ami, M. Joulie, a bien voulu, sur ma demande, extraire d'un travail encore inédit sur les vers à soie, la note ci-après que j'insère telle qu'il me l'a remise.

Elle offre une particularité doublement remarquable : c'est la coïncidence des résultats auxquels nous sommes arrivés chacun de notre côté ; résultat qui nous parut d'autant plus bizarre à l'un et à l'autre, qu'il était tout à fait en contradiction avec ce que nous comptions trouver.

Nous avions l'un et l'autre cette idée préconçue que l'élément minéral le plus important était l'acide phosphorique, et, à notre grande surprise, l'expérience nous prouvait, à chacun de notre côté, et en cherchant dans des directions très-différentes, que le rôle principal appartient à la potasse.

« On a engraissé des mûriers nains en enterrant au pied de chacun d'eux 500 grammes d'un mélange dans les proportions suivantes :

Superphosphate de chaux............	400 gr.
Nitrate de potasse.................	200
Nitrate de soude..................	300
Sulfate de chaux..................	300
	1200

» Les produits employés avaient les richesses suivantes pour 100 parties :

	Azote.	Potasse.	Soude.	Chaux.	Acide phosph.
Superphosphate.....	»	»	»	23	15
Nitrate de potasse...	13	44	»	»	»
Nitrate de soude....	15,50	»	35	»	»
Sulfate de chaux....	»	»	»	40	»

» Il s'ensuit que le mélange ci-dessus contenait :

	Pour 100.	Pour 500 gr.
Azote	6	30
Potasse...........	7,33	36,65
Soude	8,75	43,75
Acide phosphorique..	5	25
Chaux...........	17,66	88,30

» Un certain nombre de mûriers semblables sont restés sans engrais. On a observé que les premiers avaient produit de la feuille plus abondante et plus verte que celle des derniers non engraissés. Donc les mûriers ont été sensibles à l'action de l'engrais.

» On a recueilli de la feuille des deux sortes, et on l'a analysée.

» Voici les résultats obtenus.

» Dans 100 parties de feuilles sèches.

	N° 1. Mûriers engraissés.	N° 2. Mûriers non engraissés.
Matières organiques..	87,44	89,61
Cendres...........	12,56	10,39
	100	100
Azote.	3,450	2,169
Silice	1,960	1,454
Chaux............	3,265	2,493
Magnésie	0,500	0,493
Acide phosphorique..	0,973	1,059
Potasse...........	1,632	1,350
Acide sulfurique.....	0,376	0,353

» Il n'a pas été possible de constater la présence de la soude dans les cendres ; si donc elle y existe, ce n'est qu'à l'état de traces indosables. Ce fait est surtout remarquable à l'égard de la feuille n° 1, qui avait reçu un engrais fortement chargé de soude. On a, au conraire, constaté dans les cendres la présence du chlore, du fer et du manganèse, mais ces corps n'ont pas été dosés.

Passage des éléments de l'engrais dans les feuilles.

» Les mûriers engraissés ont produit en moyenne 4 kilogrammes de feuilles par pied, et 500 grammes de cette feuille ont donné à la dessiccation 102,53 de matière sèche, soit, pour les 4 kilogrammes, 820^{gr},24.

» Les mûriers non engraissés n'ont produit en moyenne que 2 kilogrammes de feuille par pied, et 500 grammes de cette feuille ont donné à la dessiccation 144,30, soit, pour les 2 kilogrammes, 565^{gr},20.

» D'après les analyses ci-dessus, ces quantités de feuilles sèches contiennent les éléments suivants :

	N° 1. Feuille engraissée. Dans 820,24. Matière sèche.	N° 2. Feuille non engraissée. Dans 565,20. Matière sèche.	Différence.
Azote	28,29	12,26	16,03
Silice	»	»	»
Chaux	26,78	14,07	12,71
Magnésie	»	»	»
Acide phosphorique.	7,95	5,99	1,96
Potasse.	13,36	7,63	5,73
Acide sulfurique. . . .	»	»	»

» Si l'on compare ces quantités à celles qui ont été données, on arrive au résultat suivant :

	Donné.	Utilisé.	Utilisé p. 0/0.
Azote	30	16,03	53
Chaux.	88,30	12,71	14
Acide phosphorique.	25	1,96	7,84
Potasse.	36,65	5,73	15,63

» Il résulte de là que les éléments donnés ont été fort inégalement utilisés, d'où il faut conclure que la formule adoptée pour l'engrais n'était pas la meilleure. Il eût été préférable d'y introduire plus d'azote et de potasse et moins de phosphate et de chaux.

» Quoi qu'il en soit, grâce à l'assimilation de 36^{gr},43 des éléments apportés par l'engrais, il a été produit un excédant de matière sèche de 258 grammes, dans lequel la matière organique entre pour 237^{gr},60.

» Il est donc certain que l'absorption des éléments employés se traduit par une augmentation de la récolte et par une modification fort appréciable de sa composition.

» Quelle sera l'influence que l'alimentation ainsi modifiée exercera sur l'animal qui s'en nourrira ?

» Pour répondre à cette nouvelle question, on a nourri des vers à soie provenant des graines du Japon avec les deux feuilles décrites et analysées ci-dessus.

» Voici les résultats qui ont été constatés :

» Les deux éducations ont marché, en apparence, aussi bien l'une que l'autre, et des deux côtés la réussite a été complète ; on n'a vu

apparaître aucune trace de la maladie qui désole nos contrées séri-
cicoles. Ce résultat est d'ailleurs conforme aux indications générales
de la pratique qui a reconnu que les graines du Japon d'im-
portation directe donnent ordinairement la première année de bons
résultats.

» Au moment où les vers étaient mûrs, c'est-à-dire prêts à monter
à la bruyère, on en a recueilli un lot de 50 grammes sur chaque
éducation.

» Pour obtenir ce même poids, il a fallu :

» Vers nourris à la feuille engraissée, 22 ;

» Vers nourris à la feuille non engraissée, 27.

» Le poids moyen des premiers était donc de $2^{gr},273$, et celui des
seconds n'était que de $1^{gr},852$. En rapportant à un même nombre
de vers ces résultats, on trouve que 100 vers pesaient :

» Pour la feuille engraissée, $2^{k},273$;

» Et pour la feuille non engraissée, $1^{k},852$.

» Les vers recueillis ont été mis dans de l'alcool et conservés
ainsi jusqu'à ce qu'on puisse les analyser.

» Le contenu de chaque flacon, alcool et vers, a été versé dans
une capsule et évaporé à siccité, puis desséché par un séjour de
vingt-quatre heures dans une étuve à 100 degrés.

» On a ainsi obtenu la matière sèche contenue dans les 50 grammes de vers conservés. Voici les poids obtenus :

» 1° Pour les vers à la feuille engraissée, $9^{gr},71$;

» 2° Pour les vers à la feuille non engraissée, $8^{gr},71$.

» D'où il résulte que les premiers vers contenaient 19,42 0/0 de
matière sèche et les seconds 17,42 seulement.

» On voit donc que les vers nourris à la feuille engraissée ont été
à la fois plus lourds et plus riches en matière solide que les vers
qui avaient mangé la feuille ordinaire.

» Ces deux lots de matière sèche soumis à l'analyse ont donné
les résultats suivants.

» Dans 100 parties de matière sèche, on a trouvé :

	N° 1.	N° 2.
Matière organique...	92,567	90,980
Cendres	7,433	9,020
	100	100

Composition des cendres rapportées à 100 parties de matière sèche.

	N° 1.	N° 2.
Silice............	0,511	0,620
Chaux............	0,633	0,752
Magnésie........	0,231	0,549
Acide phosphorique.	1,814	2,213
Potasse et soude....	3,573	3,441
Matières non dosées.	0,671	1,445

» Les quantités de matière dont je disposais ne m'ont pas permis de doser avec précision les éléments qui n'existaient dans les cendres qu'en très-faibles proportions, la soude, le chlore, l'acide sulfurique, le fer, le manganèse, dont la présence a été constatée de part et d'autre.

» On remarquera sans doute avec quelque étonnement que les différences qui s'accusaient tout à l'heure en faveur des vers à soie nourris à la feuille engraissée s'observent ici en sens inverse. Ce sont au contraire ceux qui ont mangé la feuille sans engrais qui se trouvent le plus chargés de matières minérales, et particulièrement d'acide phosphorique et de potasse. Ce résultat m'a d'abord tellement surpris que j'ai été tenté de douter des analyses; j'ai vérifié avec soin l'exactitude des méthodes suivies et j'ai refait à quatre reprises tout mon travail; les chiffres donnés plus haut représentent la moyenne des quatre résultats obtenus, d'ailleurs fort peu différents les uns des autres. Il n'est donc pas possible de douter de leur signification; il est bien vrai que les vers nourris avec un aliment relativement moins riche en matière minérale se sont montrés plus chargés de ces dernières à poids égal.

» Mais si l'on réfléchit que, pour obtenir ce poids égal, il a fallu prendre des nombres inégaux de vers, on comprendra que la comparaison n'est pas juste telle que je viens de l'établir, et que, pour se faire une idée exacte de l'influence de chaque aliment, il faut rapporter les analyses à un même nombre de vers; c'est ce qu'on trouvera dans le tableau suivant, calculé pour 1000 vers frais.

	N° 1. Vers nourris à la feuille engraissée.	N° 2. Vers nourris à la feuille non engraissée.	Différence.
Poids total........	2^k,273	1^k,852	» 421
Eau............	1,832	1,529	— 303
Matière sèche......	441	323	— 118
Matière organique...	408^{gr},22	29,387	— 114,35
Matière minérale...	32,78	29,13	— 3,65
Silice............	2,253	2,002	— 0,251
Chaux...........	2,835	2,429	— 0,406
Magnésie........	1,019	1,773	+ 0,754
Acide phosphorique.	7,999	7,147	— 0,852
Potasse..........	15,756	11,114	— 4,642
Matières non dosées.	2,918	4,665	+ 1,743

» Ce tableau donne lieu à plusieurs remarques qui formeront nos conclusions.

» 1° Une plus grande richesse en azote et en matière minérale dans la feuille a permis aux vers d'acquérir un poids plus élevé de près de 23 0/0.

» 2° Cette augmentation de poids n'est pas due à une plus forte proportion d'eau, mais bien à une augmentation réelle de la masse organique de l'animal, car la matière sèche a subi elle-même une augmentation plus forte encore que la masse totale. Cette augmentation est, en effet, de 36,5 0/0.

» 3° La partie minérale du vers a subi elle-même une augmentation plus faible, mais néanmoins fort importante, puisqu'elle s'élève à 12,8 0/0.

» 4° Parmi les diverses matières minérales qui concourent à la formation du ver, une seule a subi une diminution, c'est la magnésie, bien que les feuilles qui ont nourri les vers du lot n° 1 aient été plus riches en magnésie que les feuilles du n° 2.

» Il me paraîtrait prématuré de donner une explication de ce fait que je me contente de constater.

5° Toutes les autres substances dosées ont subi une augmentation qui est surtout marquée pour la potasse. On voit, en effet, que les augmentations proportionnelles sont les suivantes :

Pour la silice............	12,53 p. 100.
Chaux................	16,71
Acide phosphorique........	11,92
Alcalis (potasse et soude)....	41,76

» Tels sont les faits que j'ai pu recueillir dans cette première série d'expériences. Ils sont certainement fort incomplets et ne peuvent être considérés que comme le premier aperçu d'un point de vue nouveau que je me propose de mettre en lumière par des recherches beaucoup plus étendues que je poursuis depuis plus de trois ans déjà. Mais, tels qu'ils sont, et malgré toutes les lacunes que tout le monde apercevra sans peine, ils me semblent établir deux choses incontestables :

» 1° Que par l'emploi des engrais minéraux il est possible de modifier plus ou moins profondément la constitution chimique de la feuille du mûrier et plus généralement d'un aliment végétal quelconque ;

» 2° Que les modifications ainsi imprimées à la composition de l'aliment exercent une influence de premier ordre sur les animaux qui s'en nourrissent et pour ce qui concerne particulièrement le ver à soie ; qu'il est possible d'intervenir, soit favorablement, soit défavorablement dans son organisation, par la manière dont on cultive les mûriers, dont la feuille est son unique aliment.

»Enfin ne ressort-il pas de ce travail qu'il est nécessaire, en physiologie générale, de tenir un compte beaucoup plus précis qu'on ne l'a fait jusqu'ici des matières minérales qui entrent dans la composition des animaux, des variations que leurs proportions peuvent subir sous diverses influences, et notamment par l'alimentation, et des conséquences que ces variations peuvent entraîner au point de vue de la santé et des propriétés des individus qui les subissent ? »

XII

Œuf considéré comme succédané du lait.

Le tableau n° 7 donne le résultat de mes analyses d'œufs, et en regard les moyennes que j'ai trouvées pour le lait de vache et pour le lait de femme.

Il ressort de ce parallèle qu'une boisson préparée avec huit œufs (jaune et blanc), 60 grammes de sucre et de l'eau en quantité suffisante pour compléter un litre de liquide, sera comparable aux laits très-riches en beurre et en matières azotées. Elle contiendra aussi tous les éléments salins du lait, mais non dans les mêmes proportions. Elle est très-riche en acide phosphorique, mais nous venons de voir que l'acide phosphorique semble avoir peu d'importance dans l'alimentation des très-jeunes enfants. Il me semble probable

TABLEAU N° 7.

TROIS ANALYSES D'ŒUFS (OPÉRÉES SUR 4 ŒUFS).

POIDS DES 4 ŒUFS FRAIS.	HUILE.	MATIÈRES AZOTÉES.	EAU.	CENDRES.	CHLORE	SILICE.	ACIDE PHOSPHORIQUE.	ACIDE SULFURIQUE.	CHAUX.	MAGNÉSIE.	ALCALIS.	OXYDE de FER.	OXYDE DE MANGANÈSE.
196,00	21,052	34,666	140,282	»	0,5392	»	0,2388	0,0672	»	0,026	»	»	»
181,105	19,535	34,724	127,846	1,10	0,004	»	0,5436	0,0072	0,063	0,0553	0,35	0,061	»
184,96	56,25		127,21	1,50	0,06	0,01	0,7290	0,0166	0,072	0,0117	$\left\{\begin{array}{l}0,3545\ KO\\0,07\ NaO\end{array}\right.$	0,081	0,006

Moyenne rapportée à 1 œuf.

POIDS DES 4 ŒUFS FRAIS.	HUILE.	MATIÈRES AZOTÉES.	EAU.	CENDRES.	CHLORE	SILICE.	ACIDE PHOSPHORIQUE.	ACIDE SULFURIQUE.	CHAUX.	MAGNÉSIE.	ALCALIS.	OXYDE de FER.	OXYDE DE MANGANÈSE.
46,838	5,0734	8,6737	32,9365	0,325	0,0502	0,010	0,1259	0,0076	0,0112	0,0077	0,0968	0,0177	0,006

Moyenne rapportée à 8 œufs (*à comparer avec la composition moyenne d'un litre de lait de femme*).

POIDS DES 4 ŒUFS FRAIS.	HUILE.	MATIÈRES AZOTÉES.	EAU.	CENDRES.	CHLORE	SILICE.	ACIDE PHOSPHORIQUE.	ACIDE SULFURIQUE.	CHAUX.	MAGNÉSIE.	ALCALIS.	OXYDE de FER.	OXYDE DE MANGANÈSE.
»	40,5872	69,3896	»	2,600	0,4016	0,08	1,0072	0,0608	0,0896	0,0616	0,7944	0,1406	0,048
150 gr. d'huile d'œuf détruits par AzO^5 m'ont donné comme résidu..........................					traces.	0,010 ferrugin.	0,03232	0,0024	»	»	NaO = 0,0062 pas de Ko.	0,020	0,005
J'ai obtenu comme chiffres moyens des éléments minéraux du **lait de vache**, par litre............					0,1552	0,06	1,8337	0,20	0,9186	0,2546	2,27	0,4218	0,07
Lait de femme. Beurre.	»	»	»	»	»	»	»	»	»	»	»	»	»
Moyenne.....	29,278	52,133	»	2,78	0,4932	0,0356	0,4007	0,2589	0,3722	0,0651	1,288	0,198	0,015

qu'il n'en est pas longtemps ainsi. Des observations ultérieures viendront sans doute nous éclairer à cet égard. La partie minérale de l'œuf est pauvre en acide sulfurique, en chaux et en alcalis, notamment en potasse (c'est la soude qui domine dans la cendre de l'œuf).

Il faudrait, pour que ce succédané du lait possédât en proportions suffisantes les éléments minéraux que mes observations me font considérer comme les plus importants, qu'il fût additionné de 30 centigrammes de chaux, de 20 centigrammes d'acide sulfurique et de 50 centigrammes de potasse.

On devrait donc procéder ainsi qu'il suit à la préparation de la boisson :

Faire dissoudre un mélange de :

Sulfate de potasse......................	0,50
Bicarbonate de potasse.........	1,00
Miel..................................	100

Dans :

Eau ordinaire, environ....................	300

Ajouter huit œufs bien frais, dont le poids total est sensiblement 375 grammes.

Agiter la bouteille jusqu'à ce qu'on ait obtenu un liquide bien homogène, puis l'additionner de : eau de chaux, 250 grammes, contenant sensiblement, en dissolution, 30 centigrammes de chaux ; ou, si l'on préfère, on pourra substituer à l'eau de chaux 1 gramme de chlorure de calcium cristallisé.

Je ne crois pas, et rien jusqu'ici ne m'autorise à croire que la prédominance de l'acide phosphorique dans l'œuf puisse avoir une action nuisible.

La boisson à l'œuf sur laquelle ont porté mes observations n'a pas été préparée de la façon que j'indique ici. Elle a simplement été additionnée de bicarbonate de soude et édulcorée avec du sirop de sucre. Aujourd'hui que j'ai pu comparer mes chiffres et en discuter la valeur relative, je propose cette formule nouvelle comme donnant un liquide plus conforme de tout point avec le lait naturel, et notamment avec celui qui a produit les plus beaux nourrissons. Je préfère le miel au sucre pour édulcorer, parce que dans le miel on a le sucre interverti, plus semblable avec celui du lait, et plus en rapport avec les organes digestifs qui n'ont plus à lui faire subir cette transformation. Je me suis d'ailleurs assuré par une expérience directe déjà mentionnée, que le mélange d'albumine, de miel et de beurre

COUDEREAU.   7 donne un résidu sec tout à fait analogue à celui de certains échantillons de lait de femme que j'ai eu souvent occasion d'observer.

J'emprunte à la thèse de M. Joly le tableau suivant, contenant une analyse comparative des cendres du lait de vache et de celles de l'œuf, par M. Poleck.

TABLEAU N° 8.

	Lait de vache.	Blanc d'œuf.	Jaune.	Œuf entier.
KCl	14,18	25,67	0,00	25,67
NaCl	4,74	8,57	0,00	8,57
KO	23,46	5,43	5,94	11,37
NaO	6,96	12,49	4,82	17,31
CaO	17,34	6,25	15,79	22,04
MgO	22,00	7,03	2,36	9,39
Fe^2O^3	0,47	2,09	1,85	3,94
PhO^5	28,04	15,28	68,26	83,54
SO^3	0,05	0,84	0,00	0,84
CO^2	2,50	9,01	0,00	9,01
SiO^3	0,06	7,05	0,92	7,97
	100	99,71	99,94	199,65

Mes analyses sont en désaccord presque parfait avec celles du chimiste anglais. Je n'ai pu d'ailleurs contrôler directement ses expériences, ne sachant quelle méthode il a suivie. Je me bornerai donc à établir un rapide parallèle. Mes expériences ne s'accordent avec les siennes que sur les proportions relatives de l'acide phosphorique, trois fois plus fortes environ dans l'œuf que dans le lait. J'ai trouvé aussi plus de silice dans l'œuf ; mais je n'ai point observé, tant s'en faut, les proportions portées dans son tableau. Nos résultats diffèrent peu quant à la chaux. Je n'ai point trouvé que l'œuf fût aussi pauvre en magnésie que le dit M. Poleck ; il résulterait, au contraire, de mes recherches, que l'œuf et le lait se valent sous ce rapport.

La différence capitale a trait surtout aux alcalis et à l'acide sulfurique. J'ai trouvé plus d'acide sulfurique là où M. Poleck en a trouvé le moins. D'après lui, les proportions d'alcalis seraient à trèspeu près égales dans le lait et dans l'œuf, tandis que j'ai trouvé le lait constamment plus alcalin.

Ceci peut sembler, au premier coup d'œil, être en désaccord avec ce que j'ai dit précédemment de l'influence probable des alcalis sur la constitution des composés protéiques. Il n'en est rien cependant, et l'analyse de M. Poleck lui-même donnerait raison, sous ce rapport, à la théorie que j'ai de la tendance à admettre ; car il mentionne dans le *blanc* de l'œuf moins d'alcalis libres que dans le lait.

Mais c'est la soude libre qui domine, d'après son analyse; or, la soude caustique versée dans le lait lui communique la fluidité et la transparence beaucoup plus vite et plus facilement que la potasse. D'autre part, l'acide phosphorique est représenté par un chiffre à peu près égal à celui des alcalis, comme dans le lait, et les alcalis combinés au Cl y sont en plus fortes proportions que dans le lait. Là encore la soude domine. Le jaune d'œuf, où la matière azotée a une certaine analogie avec la caséine, contient beaucoup plus d'acide phosphorique et moins d'alcalis.

Remarquons toutefois que le poids de l'acide carbonique, qui devrait être en rapport avec celui des alcalis libres, est plus élevé là où il y a moins d'alcalis. C'est là un fait de nature à faire douter de l'exactitude des dosages. Les conclusions à tirer de ces analyses doivent donc être données sous toute réserve.

Je me suis borné à considérer ici l'œuf au point de vue chimique et à établir l'analogie de composition qu'il présente avec le lait. Pour ce qui est de ses propriétés alimentaires, comme succédané du fait, je renvoie au tableau spécial (n° 9) qu'on trouvera plus loin.

XIII

Appréciation comparative des divers modes d'alimentation.

Tous les médecins qui se sont jusqu'ici préoccupés de l'éducation de la première enfance ont tâché de deviner à quel caractère extérieur il serait possible de décider quelle est la meilleure nourrice.

Chacun a donné, sans trop hésiter, son avis, et beaucoup ont répété depuis l'opinion des maîtres, en y attachant beaucoup plus d'importance, assurément, que n'y en attachaient les maîtres eux-mêmes.

Je ne sache pas qu'aucune recherche statistique sérieuse ait été jusqu'ici entreprise pour juger scientifiquement cette question. Elle en vaut la peine, cependant, et, bien qu'elle ne fasse point partie intégrante de l'objet principal de mes recherches, elle y touche d'assez près pour que je n'y sois point resté indifférent.

J'ai réuni un certain nombre de documents, bien insuffisants, sans doute, mais auxquels cependant je crois devoir donner place à la fin de cette thèse. Je n'ai point la prétention, d'ailleurs, de résoudre le problème avec les seuls chiffres qu'on va lire. J'ai voulu simplement poser la question telle que je crois devoir l'envisager, et dire à l'aide de quels éléments je la crois soluble.

A peine est-il besoin d'explications. Les chiffres sont toujours plus éloquents que les phrases.

Cette partie de mon travail est, je le répète, tout à fait accessoire ici, et je me borne à en donner le résultat dans le tableau n° 9, qui résume toutes mes observations à cet égard et fait connaître les moyennes du développement des enfants, par jour et par kilogramme, suivant le genre d'alimentation et suivant les nourrices considérées à différents points de vue (1).

Afin de rendre autant que possible toutes ces moyennes comparables entre elles, je ne les ai prises que sur les cas physiologiques, éliminant, lorsque j'ai effectué mes calculs, tous les cas de maladie compris dans chaque tableau. La première colonne est la seule pour laquelle cette précaution n'ait point été prise. Elle retrace fidèlement l'état général des nourrissons, tel qu'il s'est présenté à mon observation.

Qu'il me soit permis de faire la comparaison rapide de quelques-uns de ces chiffres. Je ne veux insister ici que sur trois modes d'alimentation, l'œuf, le lait de vache, et le sein maternel.

Les enfants élevés au sein sont ceux qui ont perdu le plus à la fin du deuxième jour, et ceux qui ont bu de l'œuf ont perdu le moins. Tous les jours suivants, l'avantage est encore resté à l'œuf; tandis que la perte la plus forte est supportée alternativement par les enfants nourris au lait de vache et par ceux qui sont au sein de leur mère.

Ce résultat n'est pas, toutefois, aussi concluant qu'il le semble au premier coup d'œil.

Si nous envisageons les chiffres d'un autre point de vue, et si nous cherchons quel est, dans ces trois cas, la moyenne du gain de chaque enfant à partir du troisième jour (j'ai pris ce point de départ parce qu'il y a toujours perte pendant les deux premiers jours, si ce n'est dans des cas tout à fait exceptionnels), l'avantage se déplace; l'allaitement maternel occupe le premier rang; vient ensuite l'œuf, puis le lait de la vache.

Malheureusement, ces chiffres n'ont pas tous une valeur égale et

---

(1) Pour ne pas encombrer cette thèse d'un nombre incalculable de chiffres, je supprime ici une trentaine de tableaux d'où ces moyennes ont été extraites. Ils trouveront plus naturellement leur place dans un travail spécialement consacré à la statistique du développement des nourrissons.

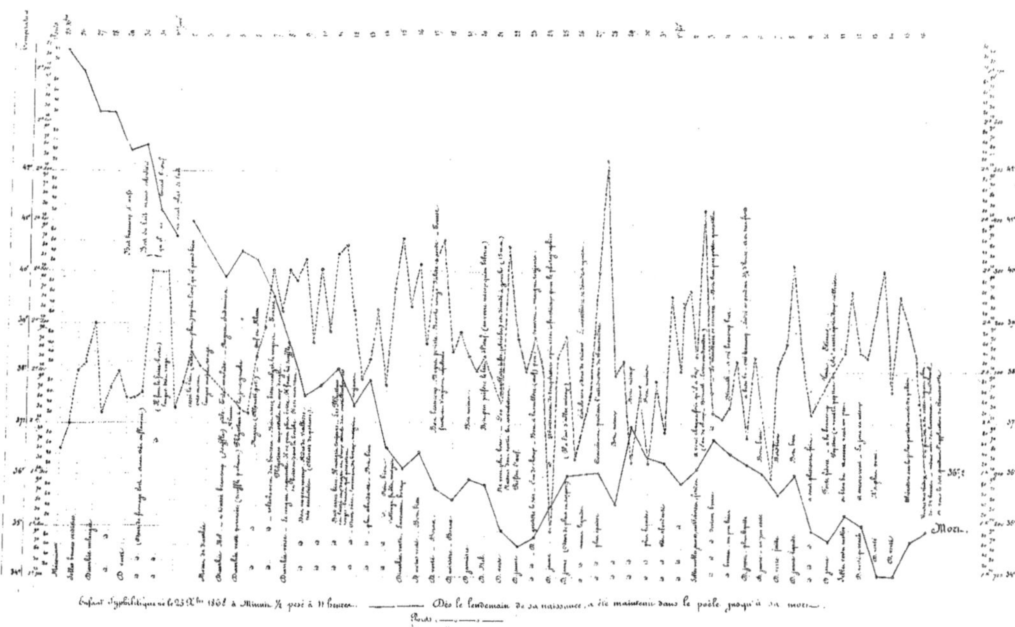

ne méritent pas le même crédit, car ils portent sur un nombre d'observations très-différent, ainsi que l'indiquent les chiffres placés au-dessus de chaque moyenne dans la partie supérieure du tableau, précisant le nombre de cas dont chaque moyenne est déduite.

Une autre condition qu'il ne faut pas perdre de vue est celle-ci : les enfants élevés artificiellement appartenaient généralement aux plus mauvaises mères, parmi ces mères dont les sentiments affectueux laissent tant à désirer ; d'autres sont nés de mères malades qui, pour des causes diverses, étaient dans l'impossibilité de leur donner le moindre soin. Ils étaient confiés à peu près exclusivement aux filles de service. C'étaient les privilégiés, ceux-là, car j'ai remarqué que les infirmières du service d'accouchement, à l'hôpital Saint-Antoine, une surtout dont c'est la fonction spéciale, s'acquittent des soins à donner aux petits enfants avec un dévouement que je ne m'attendais point à rencontrer chez des mercenaires, et qui m'a fort agréablement surpris. Mais le nombre des enfants à soigner et des mères à surveiller ne leur laisse guère le loisir de faire plus que l'indispensable. Ces nourrissons se trouvent donc forcément dans des conditions plus défavorables que ceux auxquels leurs mères ne refusent pas le sein.

L'expérience a prononcé sur l'efficacité de l'alimentation au moyen du lait de vache. Quand les soins ne font pas défaut, elle donne d'excellents résultats, et, contrairement à l'avis d'un grand nombre de médecins, je ne la repousse nullement. J'ai la conviction, ainsi que je l'ai déjà dit, qu'il faut attribuer les insuccès, non à l'alimentation artificielle, mais au manque de soins dont les nouveau-nés sont victimes.

Si maintenant je considère les résultats de l'alimentation au moyen de l'œuf, je les trouve supérieurs à ceux que j'ai obtenus du lait. J'ai dit précédemment à quelles causes je crois devoir attribuer ce phénomène.

L'observation suivante, bien qu'elle ait abouti à la mort, ne prouve pas moins, selon moi, en faveur de l'alimentation au moyen de l'œuf. Cet enfant, né le 25 décembre, fut nourri artificiellement jusqu'à sa mort. (Voyez le tracé graphique ci-joint de ses pesées journalières et de sa température prise le matin et le soir.)

La mère, âgée de vingt et un ans, primipare, yeux bleus, cheveux châtains, dents presque toutes cariées, grande, pâle, avait presque constamment des maux d'estomac. Menstruée à seize ans, elle a eu constamment ses règles toutes les deux ou trois semaines. — Flueurs blanches abondantes. Elle a beaucoup vomi pendant les trois premiers mois de sa grossesse. A sept mois, elle eut la variole et à la suite un abcès au sein.

Après l'accouchement, les seins étaient très-volumineux, très-adipeux, la glande mammaire médiocrement développée ; pas de colostrum ; un nouvel abcès se forma presque aussitôt dans le sein gauche. Elle ne fit point téter l'enfant, et d'ailleurs n'y tenait nullement. C'est une des plus mauvaises mères que j'aie vues. Elle souhaitait franchement la mort de l'enfant et ne s'en cachait point.

Elle portait sur le tronc une éruption syphilitique. Elle accoucha le 25 décembre d'un garçon qui pesait, onze heures après sa naissance, $2^k,740$.

La syphilide de la mère n'avait point encore été remarquée, et rien d'apparent chez l'enfant n'éveilla les soupçons. Dès sa naissance, il fut pris d'une diarrhée qui persista jusqu'au dernier jour. Il fut alimenté d'abord avec du lait de vache, qu'il prenait abondamment, jusqu'au 31 décembre. Néanmoins il perdait toujours de son poids. Tout à coup il refusa de boire du lait, pâlit ; sa température (dans le rectum) s'éleva à 40 degrés.

Le 1er janvier, il pesait $2^k,370$. Éruption de sudamina ; toux. Alimentation au moyen de l'œuf. Souffle au poumon droit quelques jours après. Ensuite apparurent des phlyctènes à la joue gauche et à la pulpe de l'extrémité des doigts et des orteils. Il devint ridé comme un petit vieillard. Le 8 janvier, il était mourant et ne pesait plus que $2^k,050$.

Bientôt j'aperçus une ulcération sur les gencives du maxillaire inférieur, à l'endroit correspondant aux phlyctènes qu'il avait eues sur la joue et une autre sur le frein de la lèvre inférieure. Le maxillaire fut mis à nu rapidement sur une longueur de plus d'un centimètre. L'os était rugueux sous le doigt. C'est alors seulement que je soupçonnai l'affection spécifique. Elle était mal caractérisée. Le diagnostic en fut confirmé par l'examen de la mère.

Des frictions à l'onguent mercuriel furent pratiquées sous les aisselles et aux aines à partir du 18 janvier. Il continua à dépérir jusqu'au 22, son poids était tombé à 1765 grammes. Il avait perdu environ un kilo.

A partir de ce jour, le traitement antisyphilitique parut bien agir. Le teint redevint plus frais, l'œil plus vif, les rides s'effacèrent par degrés à peu près complétement. Il gagna en poids et put atteindre à 1990 grammes. Il se maintint avec des oscillations jusqu'au 5 février. Le 27 janvier, il fut atteint de convulsions au moment où l'on prenait sa température : contraction des mâchoires, des muscles de la face, des jambes, des bras, des doigts ; pouce replié dans la main et recouvert par les autres doigts. Cette crise dura environ vingt minutes. Il en eut une autre un peu plus tard, quand on le changea de langes.

Cinq ou six jours auparavant, il avait eu déjà de la contracturede tous les membres, accompagnée de plaintes. Il était arrivé aussi fréquemment que, le soir, les selles étaient accompagnées d'un peu de sang. Il avait pu néanmoins supporter tous ces accidents.

Le 5 février, il eut très-froid. A partir de ce jour, la diarrhée qui, de verte, était devenue jaune et commençait à prendre quelque consistance, redevint liquide et verte. Il continua à bien boire jusqu'au 8, et son poids se maintint ; mais la diarrhée devenait plus liquide, il eut de la fièvre et fut pris de vomissements. Son estomac ne gardait plus la boisson. La diarrhée et les vomissements continuèrent jusqu'à la fin. Le 15, les coins de la bouche présentaient une ulcération superficielle. Il y en avait une autre sur le pilier du voile du palais, à droite. La déglutition était pénible ; parfois i rejetait la boisson par le nez sans l'avoir avalée. Le ventre devint tendu, et pendant un jour et demi il n'eut pas de selles, malgré les lavements et l'administration de 0,50 de calomel.

Mort le 16. Le cadavre pesait 1770 grammes.

A l'autopsie, on ne trouva aucune lésion importante.

En arrière de l'oreille gauche, l'apophyse mastoïde présentait une saillie extraordinaire.

Poumons à peu près sains ; un peu d'emphysème au sommet gauche, à la partie inférieure un peu de piqueté pleural.

Cœur très-petit, pâle.

Estomac petit, pâle, contenant un peu de matières alimentaires ; pas de ganglions mésentériques, pas de péritonite.

Intestins remplis de gaz. Tout le tube digestif est sain.

Rate petite, dure, présente à la surface des taches blanchâtres d'apparence graisseuse.

Foie petit, teinte jaune ; poids, 120 grammes. Le bord du lobe droit présente des taches blanches d'apparence graisseuse. Rien de particulier à la coupe.

Reins petits, normaux ; un peu de congestion au rein droit.

Cerveau sain ; un peu de liquide à la surface.

Les parties du maxillaire qui avaient été dénudées étaient complétement recouvertes par la substance des gencives.

L'autopsie ne nous apprend donc pas les causes de la mort. C'est dans l'aspect général du cadavre et dans les commémoratifs qu'il faut les chercher. Ce sont l'inanition et l'action du froid.

Dès les premiers jours de sa vie, ce petit être présente des symptômes de faiblesse tels qu'ils faisaient pronostiquer sa mort prochaine. La syphilis héréditaire et les indispositions diverses qu'il eut à supporter le condamnaient à une mort inévitable. Dès le sixième jour, sa maigreur était extrême, il avait l'aspect d'un petit squelette ; la peau était littéralement collée à ses os ; sa face, aux rides profondes, avait quelque chose de simien en même temps qu'elle le faisait ressembler à un petit vieillard. Les parois de l'abdomen s'étaient amincies au point de sembler transparentes. On voyait se dessiner à travers sa peau, dont l'épiderme était terreux, tous les plis de l'intestin. Il exhalait une odeur de cadavre. Ses genoux semblaient énormes ; ses doigts et ses orteils semblaient démesurément longs. Ils étaient toujours crispés et ne pouvaient être que difficilement étendus.

Afin de le maintenir à une température convenable, on le tenait constamment dans le four placé près de la cheminée et chauffé par une bouche de chaleur. Sa tête seule était au dehors. De temps en temps, quand sa faiblesse était extrême, on lui faisait prendre, dans une petite quantité de sa boisson, quelques gouttes de rhum. Cela relevait ses forces, et l'on parvint ainsi à lui faire prendre une marche ascendante et à effacer en grande partie chez lui les signes extérieurs de l'inanition. L'inanition reprit le dessus après l'accident dont j'ai parlé et amena la mort.

Cette observation, je la considère comme la plus probante en faveur des bonnes qualités de l'œuf comme aliment de la première enfance, puisque chez un sujet placé dans des conditions exceptionnellement défavorables et présentant tous les symptômes de l'inanition, cet aliment, employé exclusivement, a pu amener une augmentation de poids et faire disparaître un grand nombre de ces symptômes. Les digestions se faisaient bien et les selles ont eu une tendance manifeste à devenir normales.

Le cas dont il s'agit ici, en raison des conditions exceptionnelles où il se trouvait, n'a point été compris dans la statistique dont j'ai extrait les moyennes, que je rapporte dans le tableau n° 9.

Donnons tout de suite, à cause même du contraste, les deux observations suivantes :

Observation communiquée par M. le docteur Lorrain.

(Voy. le tracé graphique ci-contre.)

Observation communiquée par M. le Dr Lorrain

Naissance le 13 Novembre 1868 — Vacciné le 17 Décembre.

Jours	Poids	Longueur	Moyenne de l'accroissement en poids par jour. grammes.	
13 Novembre	2,800	48 cent.	du 13 au 27	23
27 ,	3,100	50 ,	du 27 au 11 X^{bre}	55
11 Décembre	3,870	54 ,	du 11 au 13	40
13 ,	3,950	54 ,	du 13 au 25 maladie perte de 350 en 12 jours	
25 ,	3,600	54 ,	du 25 au 4 janvier	57
4 Janvier	4,170	57 ,	du 4 au 13	66
13 ,	4,770	58 ,	du 13 au 21	66
21 ,	5,300	59 ,	du 21 au 27	54
27 ,	5,625	62 ,	du 27 au 6 février	37
6 Février	6,000	62 ,	du 6 au 13	35
13 ,	6,250	63 ,	du 13 au 23	41
23 ,	6,665	63 ½ ,	du 23 au 2 Mars	45
2 Mars	6,980	64 ,	du 2 au 13	13
13 ,	7,125	65 ,	du 13 au 20	36
20 ,	7,380	66 ½ ,	du 20 au 2 avril	34
2 Avril	7,825	68 ,	du 2 au 13	29
13 ,	8,250	70 ,	du 13 au 26	23
26 ,	8,550	71 ,	—	

L'enfant est né à 8 mois. — Un mois après sa naissance, il a eu une pneumonie qui a mis sa vie en danger et a amené une perte de poids et un état stationnaire de l'accroissement de la taille.

Cet enfant a été nourri exclusivement au sein.

Observations du développement d'une enfant du sexe féminin,
communiquée par M. Joulie.

L'enfant pesait à sa naissance $2^k,653$.

Sa mère essaya de la nourrir, mais le lait ne montait pas; au bout de trois jours on lui donna une nourrice.

Cette nourrice, âgée de vingt-cinq ans, blonde, petite, yeux bruns, dents cariées, était accouchée depuis trois mois de son troisième enfant. Ses deux premiers enfants avaient eu une dentition difficile et tardive.

Seins hémisphériques, gros, très-adipeux,

Le lait, abondant au début, a diminué vers le quatrième mois.

Les règles avaient paru vers le troisième mois.

Dans le courant du quatrième mois de l'allaitement, on s'aperçut que la nourrice prenait de l'embonpoint. En même temps son lait parut s'appauvrir. Elle était peu soigneuse. On la changea.

Son lait n'a pas été analysé.

Deuxième nourrice. — L'enfant lui fut confiée au commencement de janvier.

Elle a vingt-deux ans ; deux dents cariées. Grande, brune, yeux bruns. Bonne santé ; assez d'embonpoint. Réglée à dix-sept ans. Menstrues régulières. Seins volumineux, piriformes; beaucoup de lait. Accouchée d'un deuxième enfant depuis trois mois.

Elle a nourri son premier enfant jusqu'à treize mois. Mais dès l'âge de quatre mois elle lui a donné en même temps des potages au lait. Il avait deux dents à six mois; dentition facile. Il a commencé à marcher à un an.

Analyse du lait de la deuxième nourrice.

Sucre	53,52
Beurre	33,27
Matière azotée	41,57
Cendres	2,109
Eau	905,531
Chlore	0,2024
Silice	0,009
Acide phosphorique	0,2881
Acide sulfurique	0,1248
Chaux	0,18
Magnésie	0,1664
Alcalis	1,002
Oxyde de fer	0,1363

Développement de l'enfant.

	Poids.	Gain par mois.	Gain moyen par jour.
26 octobre........	2,653	»	»
30 novembre.....	3,075	1,052	35,06
22 décembre.....	4,375	»	»
31 décembre.....	4,355	650	20,96
31 janvier 1868..	5,150	795	25,64
29 février........	5,788	638	22,00
10 mars.........	6,059	»	»
31 mars........	6,309	521	16,80
30 avril.........	6,624	315	10,50
31 mai........	6,806	182	5,87
9 juin.........	6,831	»	»
30 juin.........	7,061	255	8,50
31 juillet........	6,958	perte 103	perte 3,32
31 août.........	6,790	perte 168	perte 5,42
30 septembre	7,058	+ 268	+ 8,90
31 octobre	7,785	727	23,45
30 novembre.....	8,053	268	8,93
31 décembre.....	8,423	370	11,93
10 janvier.......	8,665	»	»
26 janvier.......	8,200	»	»
31 janvier 1869 ..	8,330	93	3,00
17 février.......	8,705	»	»
28 février.......	8,510	180	6,42
16 mars........	8,500	»	»
31 mars........	8,660	150	4,83
17 avril.........	8,650	»	»
30 avril.........	8,860	200	6,66
8 mai..........	8,790	perte 70	perte 8,75

Cette petite fille, d'un tempérament délicat, s'enrhumait très-facilement et a eu une dentition difficile. Néanmoins, grâce aux soins assidus et à la surveillance constante dont elle a été l'objet, elle a pu se développer normalement.

Le 22 décembre 1867, elle fut prise d'une bronchite légère qui dura une huitaine de jours et arrêta un peu sa marche ascendante.

23 janvier 1868. — Diarrhée légère. Peu d'influence.

Du 4 au 20 février, bronchite légère. Oscillations assez faibles des pesées quotidiennes.

En mars, le 10, bronchite; le 28, diarrhée; mêmes oscillations.

Avril. — Bronchite. Oscillations plus prononcées des pesées pendant tout le mois.

Mai. — Voyage dans le Midi (du 25 avril au 9 juin). Bronchite légère pendant le voyage.

Juin. — Oscillations dans les pesées. On commence à lui donner des soupes.

Tableau N.° 9.

Moyennes du développement des nouveau–nés, suivant le mode d'alimentation et suivant les qualités physiques de la Nourrice.

Row-label column header: **+ Perte ou − Gain.** — *le 2.e chiffre de chaque annotation indique le nombre d'après lequel le chiffre de la moyenne a été déduit.*

Values below are written as `moyenne (nombre)`; a mid-dot `·` marks a nil/empty entry printed on the page.

Bloc 1 — par jour et par enfant

Colonnes 1–8

	Tous les nouveau-nés indist.	Eau sucrée	Œufs	Lait de Vache	Lait et Œufs	Lait et Sein	Œufs et Sein	Sein
Du 1.er au 2.e jour	−110,10 (108)	−125,00 (5)	−92,04 (12)	−89,15 (20)	−60,00 (2)	−187,00 (2)	−113,00 (10)	−106,78 (14)
Du 2.e au 3.e jour	−55,49 (141)	−100,00 (5)	−31,17 (17)	−63,57 (7)	−50,00 (1)	−42,90 (11)	−64,72 (11)	−60,67 (83)
Du 3.e au 4.e jour	−8,00 (138)		−3,33 (6)	−18,75 (4)	−35,00 (1)	−12,22 (9)	−15,00 (10)	+10,00 (94)
Du 4.e au 5.e jour	+13,65 (146)		+61,66 (4)	+36,00 (2)	+50,00 (1)	+40,00 (5)	+13,00 (3)	+31,35 (103)
Du 5.e au 6.e jour	+15,00 (140)		−13,33 (3)	+33,33 (3)		+64,16 (6)	+10,00 (2)	+26,41 (95)
Du 6.e au 7.e jour	+13,78 (118)		+36,66 (3)	+36,00 (5)		+38,40 (4)	+15,00 (2)	+23,17 (94)
Du 7.e au 8.e jour	+10,97 (97)		0,00 (4 cas)	−1,66 (3)		+3,00 (5)	+15,00 (4)	+21,41 (75)
Du 8.e au 9.e jour	+17,08 (34)			−7,50 (2)			+40,00 (1)	+26,29 (17)
Du 9.e au 10.e jour	−4,66 (14)						+20,00 (2)	+23,00 (1)
Du 10.e au 11.e jour	−15,33 (6)							
Du 11.e au 12.e jour	−28,75 (4)							

Colonnes 9–17

	Mères 18 à terme	Mères 21–25 ans	Mères 26–30 ans	Mères 31–35 ans	Mères 36–45 ans	Habit.t bien réglées	Habit.t mal réglées	Réglées (primipares)	Réglées (nullipares)
Du 1.er au 2.e jour	−95,00 (1)	−64,00 (5)	−100,00 (1)	−165,00 (4)	· (0)	−95,14 (7)	· (0)	−98,00 (2)	−98,00 (2)
Du 2.e au 3.e jour	−56,12 (8)	−33,92 (14)	−42,77 (9)	−11,55 (9)	−10,00 (3)	−32,14 (38)	−48,57 (7)	−36,47 (7)	−24,11 (18)
Du 3.e au 4.e jour	−5,00 (20)	+26,25 (32)	+10,27 (18)	+7,35 (17)	+45,00 (4)	+8,54 (55)	+24,50 (20)	+5,85 (41)	+27,03 (34)
Du 4.e au 5.e jour	+15,45 (22)	+7,29 (37)	+15,10 (24)	+35,52 (17)	+32,50 (4)	+19,19 (62)	+19,54 (23)	+9,54 (44)	+30,00 (40)
Du 5.e au 6.e jour	+15,00 (21)	+19,16 (36)	+15,62 (24)	+25,81 (16)	+57,50 (4)	+14,72 (61)	+30,71 (21)	+4,07 (42)	+26,87 (40)
Du 6.e au 7.e jour	+50,75 (20)	+44,11 (30)	+22,60 (33)	+44,77 (18)	+43,75 (4)	+23,33 (60)	+18,33 (24)	+22,07 (41)	+19,37 (40)
Du 7.e au 8.e jour	+29,18 (14)	+26,60 (25)	+8,13 (17)	+34,28 (14)	+22,50 (2)	+24,71 (42)	+20,93 (16)	+19,40 (26)	+19,06 (32)
Du 8.e au 9.e jour	+44,75 (4)	+42,50 (4)	−17,50 (4)	+20,00 (1)		+19,33 (7)	+11,66 (3)	+47,00 (5)	+1,00 (5)
Du 9.e au 10.e jour			+42,50 (2)	−80,00 (1)	−30,00 (1)	+10,00 (1)	+75,00 (1)	+14,00 (1)	+75,00 (1)
Du 10.e au 11.e jour									
Du 11.e au 12.e jour									

Colonnes 18–33

	Seins petits	Seins moyens	Seins très gros	Forme régulière	Forme piriforme	Cheveux noirs	Cheveux châtains	Cheveux blancs	Primipares	Multipares 2–4	Multipares 5–10	Iris (1)	Iris (2)	Iris (3)	Dents (1)	Dents (2)
Du 1.er au 2.e jour	−30,00 (1)	−116,25 (4)	−124,00 (8)	· (0)	−108,00 (5)	−240,00 (1)	−96,66 (3)	−97,50 (5)	−80,00 (2)	−90,83 (6)	−113,33 (3)	−105,83 (6)	−178,00 (2)	−68,00 (2)	−73,00 (3)	−127,14 (7)
Du 2.e au 3.e jour	−15,83 (6)	−36,76 (17)	−51,11 (18)	−37,50 (10)	−42,63 (19)	−28,50 (10)	−29,66 (15)	−36,87 (16)	−34,63 (11)	−28,09 (21)	−11,67 (4)	−71,47 (17)	−34,06 (17)	−15,00 (6)	−47,30 (13)	−26,85 (27)
Du 3.e au 4.e jour	+9,00 (13)	+16,48 (31)	+19,83 (44)	+19,37 (14)	+6,79 (39)	+24,31 (19)	+7,58 (42)	+21,52 (23)	+4,57 (35)	+24,43 (39)	+20,90 (11)	+10,14 (34)	+18,75 (40)	+23,18 (11)	+5,40 (35)	+19,49 (69)
Du 4.e au 5.e jour	+12,81 (16)	+22,79 (34)	+20,66 (45)	+46,71 (36)	+20,54 (44)	+15,65 (23)	+13,83 (43)	+24,06 (27)	+19,75 (40)	+19,44 (43)	+25,90 (11)	+15,13 (38)	+66,82 (45)	+5,18 (11)	+11,25 (21)	+22,95 (66)
Du 5.e au 6.e jour	+14,66 (13)	+25,91 (26)	+22,56 (41)	+25,11 (27)	+30,92 (43)	+19,34 (23)	+28,06 (44)	+26,11 (27)	+20,69 (39)	+29,50 (40)	+27,50 (12)	+37,05 (39)	+25,93 (42)	+15,00 (11)	+21,20 (35)	+26,93 (65)
Du 6.e au 7.e jour	+25,00 (15)	+19,02 (36)	+20,93 (43)	+22,69 (66)	+22,95 (41)	+18,91 (34)	+28,62 (40)	+19,42 (26)	+15,92 (38)	+29,14 (41)	+7,85 (14)	+33,15 (38)	+21,63 (46)	+8,50 (10)	+14,48 (17)	+20,30 (66)
Du 7.e au 8.e jour	+21,66 (9)	+14,80 (25)	+30,75 (33)	+31,11 (18)	+17,83 (30)	+10,65 (8)	+30,61 (32)	+28,61 (18)	+34,03 (27)	+16,91 (29)	+22,50 (1)	+30,60 (25)	+28,12 (33)	+8,33 (9)	+14,16 (48)	+26,66 (48)
Du 8.e au 9.e jour	+5,00 (2)	+34,75 (4)	+42,75 (2)	−7,50 (2)	+32,00 (5)	−40,00 (1)		+24,25 (4)	+37,50 (4)	+44,00 (5)	+20,00 (1)	+17,50 (6)	+33,75 (4)		+24,00 (5)	+33,75 (4)
Du 9.e au 10.e jour	+40,00 (1)	+75,00 (1)					+42,50 (2)	+75,00 (1)	+75,00 (1)		+40,00 (1)	+12,50 (1)				+42,50 (2)
Du 10.e au 11.e jour																
Du 11.e au 12.e jour																

Bloc 2 — par jour et par Kilogramme

Colonnes 1–8

	Tous les nouveau-nés indist.	Eau sucrée	Œufs	Lait de Vache	Lait et Œufs	Lait et Sein	Œufs et Sein	Sein
Du 1.er au 2.e jour	−28,04	−36,30	−31,81	−31,26	−25,69	−41,55	−41,10	−35,91
Du 2.e au 3.e jour	−19,34	−19,91	−11,55	−21,91	−10,94	−12,09	−21,55	−19,81
Du 3.e au 4.e jour	−1,77		−1,39	−8,97	−10,39	−4,12	−15,95	+3,86
Du 4.e au 5.e jour	+4,85		+19,16	+10,11	+6,84	+12,94	+5,48	+6,99
Du 5.e au 6.e jour	+6,39		−4,54	+12,07		+22,72	+2,94	+7,66
Du 6.e au 7.e jour	+9,83		−15,33	+10,17		+10,97	+4,81	+6,63
Du 7.e au 8.e jour	+3,64			−0,84		+1,02	+5,51	+7,22
Du 8.e au 9.e jour	+5,86			−2,94			+11,62	+9,06
Du 9.e au 10.e jour	−0,55						+6,68	+6,68
Du 10.e au 11.e jour	−5,33							
Du 11.e au 12.e jour	−10,75							

Colonnes 9–17

	Mères 18 à terme	Mères 21–25 ans	Mères 26–30 ans	Mères 31–35 ans	Mères 36–45 ans	Habit.t bien réglées	Habit.t mal réglées	Réglées (primipares)	Réglées (nullipares)
Du 1.er au 2.e jour	−30,30	−24,91	−35,78	−54,45	·	−33,97	·	−33,81	−34,27
Du 2.e au 3.e jour	−21,66	−11,46	−14,46	−7,94	−2,31	−11,44	−10,17	−19,76	−7,19
Du 3.e au 4.e jour	−0,73	+9,02	+3,58	+2,33	+14,51	+8,92	+9,73	+2,00	+9,29
Du 4.e au 5.e jour	+7,88	+2,51	+5,24	+7,77	+11,92	+6,76	+6,64	+3,31	+10,54
Du 5.e au 6.e jour	+5,52	+18,10	+8,91	+3,19	+18,05	+7,85	+10,46	+7,48	+8,98
Du 6.e au 7.e jour	+7,74	+7,24	+7,59	+7,29	+13,49	+8,07	+4,51	+7,65	+6,87
Du 7.e au 8.e jour	+10,79	+8,75	+2,93	+7,69	+7,58	+8,76	+6,77	+6,31	+9,47
Du 8.e au 9.e jour	+18,61	+13,37	−8,85	+5,49		+10,53	+3,75	+16,54	+0,33
Du 9.e au 10.e jour			+12,79	−7,24	−8,39		+2,96	+22,92	+2,96
Du 10.e au 11.e jour									
Du 11.e au 12.e jour									

Colonnes 18–33

	Seins petits	Seins moyens	Seins très gros	Forme régulière	Forme piriforme	Cheveux noirs	Cheveux châtains	Cheveux blancs	Primipares	Multipares 2–4	Multipares 5–10	Iris (1)	Iris (2)	Iris (3)	Dents (1)	Dents (2)
Du 1.er au 2.e jour	−13,51	−39,40	−41,96	[illegible]	[illegible]	[illegible]	[illegible]	[illegible]	[illegible]	[illegible]	[illegible]	[illegible]	[illegible]	[illegible]	[illegible]	[illegible]
Du 2.e au 3.e jour	−7,93	−12,90	−17,18	[illegible]	[illegible]	[illegible]	[illegible]	[illegible]	[illegible]	[illegible]	[illegible]	[illegible]	[illegible]	[illegible]	[illegible]	[illegible]
Du 3.e au 4.e jour	+0,00	+3,66	+8,87	[illegible]	[illegible]	[illegible]	[illegible]	[illegible]	[illegible]	[illegible]	[illegible]	[illegible]	[illegible]	[illegible]	[illegible]	[illegible]
Du 4.e au 5.e jour	+4,38	+6,17	+7,18	[illegible]	[illegible]	[illegible]	[illegible]	[illegible]	[illegible]	[illegible]	[illegible]	[illegible]	[illegible]	[illegible]	[illegible]	[illegible]
Du 5.e au 6.e jour	+7,64	+10,02	+7,63	[illegible]	[illegible]	[illegible]	[illegible]	[illegible]	[illegible]	[illegible]	[illegible]	[illegible]	[illegible]	[illegible]	[illegible]	[illegible]
Du 6.e au 7.e jour	+6,49	+5,69	+7,08	[illegible]	[illegible]	[illegible]	[illegible]	[illegible]	[illegible]	[illegible]	[illegible]	[illegible]	[illegible]	[illegible]	[illegible]	[illegible]
Du 7.e au 8.e jour	+7,09	+6,39	+10,21	[illegible]	[illegible]	[illegible]	[illegible]	[illegible]	[illegible]	[illegible]	[illegible]	[illegible]	[illegible]	[illegible]	[illegible]	[illegible]
Du 8.e au 9.e jour	+1,71	+13,97	+6,19	−2,63	[illegible]	[illegible]	[illegible]	[illegible]	[illegible]	[illegible]	[illegible]	[illegible]	[illegible]	[illegible]	[illegible]	[illegible]
Du 9.e au 10.e jour	+22,90		+2,96	+22,90	[illegible]	[illegible]	[illegible]	[illegible]	[illegible]	[illegible]	[illegible]	[illegible]	[illegible]	[illegible]	[illegible]	[illegible]
Du 10.e au 11.e jour																
Du 11.e au 12.e jour																

Bloc 3 — Perte totale, par enfant, à la fin du

Colonnes 1–8

	Tous les nouveau-nés indist.	Eau sucrée	Œufs	Lait de Vache	Lait et Œufs	Lait et Sein	Œufs et Sein	Sein
2.e Jour	165,59	225,00	123,21	152,82	110..	167,90	187,72	167,47
3.e Jour	170,59		119,88	181,57	145..	180,12	232,72	197,47
4.e Jour	156,93		68,22	146,57	185..	140,12	217,72	136,12
5.e Jour	138,93		54,89	113,21		76,96	202,72	110,72
6.e Jour	125,15		18,23	78,14		44,46	192,72	86,15
7.e Jour	114,18			79,95		41,46	177,72	65,04
8.e Jour	97,10			87,40			137,72	38,75
9.e Jour	98,76						117,72	12,95
10.e Jour	114,59							
11.e Jour	143,34							

Colonnes 9–17

	Mères 18 à terme	Mères 21–25 ans	Mères 26–30 ans	Mères 31–35 ans	Mères 36–45 ans	Habit.t bien réglées	Habit.t mal réglées	Réglées (primipares)	Réglées (nullipares)
2.e Jour	153,12	97,92	142,77	190,55	140,76	139,28	154,35	181,49	119,11
3.e Jour	155,12	71,67	132,50	183,20	71,00	140,74	124,20	145,62	92,06
4.e Jour	139,67	64,38	117,30	159,68	33,50	101,55	105,26	136,08	62,06
5.e Jour	114,67	36,22	91,68	131,87	+24,60	79,83	74,55	115,01	36,19
6.e Jour	83,02	14,11	69,08	109,10	+67,73	56,50	61,22	92,94	17,82
7.e Jour	64,64	+12,49	60,85	84,82	+90,28	30,79	40,29	73,84	+11,24
8.e Jour	15,89	+54,99	52,30	64,82		1,54	28,63	56,84	+12,24
9.e Jour		+97,49	35,30	94,82		+14,51	+47,37	16,84	+67,24
10.e Jour									
11.e Jour									

Colonnes 18–33

	Seins petits	Seins moyens	Seins très gros	Forme régulière	Forme piriforme	Cheveux noirs	Cheveux châtains	Cheveux blancs	Primipares	Multipares 2–4	Multipares 5–10	Iris (1)	Iris (2)	Iris (3)	Dents (1)	Dents (2)
2.e Jour	45,63	153,71	175,11	134,25	[illegible]	[illegible]	[illegible]	[illegible]	[illegible]	[illegible]	[illegible]	[illegible]	[illegible]	[illegible]	[illegible]	[illegible]
3.e Jour	45,83	142,83	155,59	114,91	[illegible]	[illegible]	[illegible]	[illegible]	[illegible]	[illegible]	[illegible]	[illegible]	[illegible]	[illegible]	[illegible]	[illegible]
4.e Jour	33,02	119,74	134,93	98,18	[illegible]	[illegible]	[illegible]	[illegible]	[illegible]	[illegible]	[illegible]	[illegible]	[illegible]	[illegible]	[illegible]	[illegible]
5.e Jour	11,36	91,83	112,37	63,00	[illegible]	[illegible]	[illegible]	[illegible]	[illegible]	[illegible]	[illegible]	[illegible]	[illegible]	[illegible]	[illegible]	[illegible]
6.e Jour	+13,64	72,81	91,44	40,31	[illegible]	[illegible]	[illegible]	[illegible]	[illegible]	[illegible]	[illegible]	[illegible]	[illegible]	[illegible]	[illegible]	[illegible]
7.e Jour	+55,30	54,01	60,69	9,20	[illegible]	[illegible]	[illegible]	[illegible]	[illegible]	[illegible]	[illegible]	[illegible]	[illegible]	[illegible]	[illegible]	[illegible]
8.e Jour	+40,30	16,16	41,94	1,70	[illegible]	[illegible]	[illegible]	[illegible]	[illegible]	[illegible]	[illegible]	[illegible]	[illegible]	[illegible]	[illegible]	[illegible]
9.e Jour		6,26	35,06		[illegible]	[illegible]	[illegible]	[illegible]	[illegible]	[illegible]	[illegible]	[illegible]	[illegible]	[illegible]	[illegible]	[illegible]
10.e Jour																
11.e Jour																

Moyenne de l'accroissement par enfant et par jour à partir du 3.e jour

Tous	Eau sucrée	Œufs	Lait de Vache	Lait et Œufs	Lait et Sein	Œufs et Sein	Sein	M.18	M.21-25	M.26-30	M.31-35	M.36-45	Bien régl.	Mal régl.	Primip.	Nullip.	Seins petits	Seins moyens	Seins gros	Forme rég.	Forme pirif.	Chev. noirs	Chev. châtains	Chev. blancs	Primipares	Multip.2-4	Multip.5-10	Iris 1	Iris 2	Iris 3	Dents 1	Dents 2
1,36	·	19,36	13,95	−7,50	25,48	10,71	21,67	21,19	27,91	6,34	1,96	44,25	19,68	28,66	19,27	29,62	14,33	21,10	29,73	20,33	24,80	8,29	20,96	28,40	28,92	21,66	20,10	23,72	25,07	10,36	15,71	18,23

Juillet. — Elle prend des potages concurremment avec le sein de la nourrice. Oscillations fréquentes et fortes, tantôt, en plus ou tantôt en moins, qui vont jusqu'à 162 grammes.

Août. — Perce ses trois premières dents, du 20 au 28. Oscillations. A eu de la diarrhée verte. Vers la fin, on supprime les potages qu'on remplace par du lait de vache.

Septembre. — Le 14, cinquième et sixième dents. Oscillations dans les pesées.

Octobre. — Mêmes oscillations. Inappétence. Refuse parfois le lait. On lui donne alternativement du lait et des potages.

Novembre. — Commence à marcher. Plusieurs crises dentaires pendant le mois. Même régime. Les oscillations vont jusqu'à 180 grammes.

Décembre. — Marche seule. Oscillations moins prononcées.

Janvier 1869. — Huitième dent, le 7. A augmenté de poids jusqu'au 10. Elle eut alors des crises dentaires et de la diarrhée qui la firent baisser rapidement. Le 26, elle était tombée à 8200 grammes. Ensuite elle gagna en poids jusqu'au 27 février et diminua de nouveau (toux, dentition).

Mars. — Du 1er au 16. Oscillations qui se compensent à peu près.

Avril. — Elle reprend sa marche ascendante après le 16 mars. Du 1er au 15 avril, oscillations qui vont jusqu'à 120 grammes, gagne d'abord, puis revient au point de départ.

Vaccinée le 13. Apparition des boutons le 17.

Mai. — Chute des croûtes, le 6. — Oscillations qui dépassent 200 grammes : — Partie le 8 mai pour un nouveau voyage dans le Midi.

XIV

Choix d'une nourrice.

Si nous considérons le tableau n° 9, à peine est-il besoin de commentaires en ce qui concerne le choix de la nourrice : Les conclusions sortent toutes seules des chiffres. Je ne veux pas toutefois leur accorder une valeur qu'elles n'ont pas en réalité. Elles ont cependant un immense avantage sur les simples opinions émises par les auteurs : elles n'ont rien d'arbitraire, ne doivent rien à la fantaisie.

Mais il faut tenir compte du milieu où j'ai recueilli ces chiffres.

Ce n'est pas seulement un lait plus ou moins riche, plus ou moins abondant, qui constitue une bonne nourrice. Ce sont aussi les petits soins dont elle entoure l'enfant confié à sa garde. La femme-biberon se rencontre à l'hôpital: il y en a de toutes qualités sous ce rapport, même de bonnes, elles n'y sont pour rien. Mais elles sont bien rares, celles qui prodiguent au nouveau-né les soins affectueux de tous les instants, dont il a tant besoin. A peine ai-je, en trois mois, trouvé une demi-douzaine de femmes qui pussent être qualifiées de bonnes mères. L'une d'elles (n° 1) avait un lait médiocre et peu abondant. Son nourrisson venait très-bien.

A côté de la vraie tendresse, — bien rare, — que de tendresses factices! Car la mère n'ose pas en général avoir le cynisme de son indifférence; et en fait, l'indifférence absolue est peut-être plus rare qu'on ne pense. L'infanticide et l'abandon m'ont semblé devoir être attribués dans la plupart des cas à la dure logique de la nécessité, et à une série de raisonnements qui s'enchaînent et jaillissent fatalement de la position sociale des mères qui s'y résignent.

Mais une fois l'arrêt prononcé, que de moyens ingénieux et caressants elles emploient, ces mères, pour faire mourir de faim sur un sein gorgé de lait ce petit être qui ne demande qu'à vivre! J'en ai vu qui, pour se donner l'air d'aider l'enfant à saisir le bout du sein, pressaient en effet leur mamelon, et faisaient teter leur doigt. D'autres laissent parfaitement saisir le mamelon, mais elles pressent l'enfant contre leur sein assez tendrement pour fermer les narines et rendre la respiration impossible. D'autres encore pressent leur sein pour en faire jaillir tout le lait ou à peu près dans un verre ou dans des linges et donnent ensuite au nourrisson leurs mamelles vides. Les variétés sont infinies et il faut une surveillance extrême pour empêcher certaines mères de faire mourir leur enfant d'inanition. Beaucoup même ne veulent pas qu'on les fasse boire au biberon et prétendent les nourrir exclusivement au sein, de peur qu'ils ne vivent trop longtemps.

D'autres encore aiment à caresser longuement et à couvrir de baisers les petits membres nus du baby qui a, de la sorte, tout le temps de se refroidir. Les affections pulmonaires, le sclérème, l'ictère, les ophthalmies, les péritonites en sont la conséquence.

Le milieu est donc assez mal choisi pour l'étude des conditions qui doivent guider dans le choix d'une bonne nourrice. Néanmoins, le milieu étant donné, on peut admettre que les conditions mauvaises sont égales dans toutes les catégories qu'il plaira d'envisager. Les conclusions, bien qu'elles laissent à désirer, auront donc encore une valeur réelle.

Ici encore (voy. la dernière ligne, en bas, du tableau n° 9), les chiffres m'ont donné, à beaucoup d'égards, des résultats tout à fait inattendus.

Les mères dont les nourrissons ont le plus gagné sont celles de trente-six à quarante-trois ans. Viennent ensuite celles de vingt et un à vingt-cinq.

Les mères mal réglées et celles dont la menstruation ne s'est établie que tardivement ont eu de plus beaux nourrissons que celles dont la menstruation a été précoce et régulière.

La qualité de la nourrice a été en raison directe du volume des mamelles.

Les seins hémisphériques ont eu le pas sur les seins piriformes. Les nourrices à cheveux blonds ont été supérieures aux mères à à cheveux noirs ou châtains.

Les enfants de primipares ont gagné, en chiffre rond, un quart de plus que ceux des multipares.

La différence est peu marquée, au point de vue de la couleur des yeux. Néanmoins les nourrices aux yeux bruns ont été supérieures.

Enfin, le chiffre qui m'a le plus surpris est celui qui proclame la grande supériorité des nourrices qui ont des dents cariées sur celle qui n'en ont pas.

On devrait donc donner la préférence à une nourrice ayant plus de trente-cinq ans, blonde, primipare, ayant été réglée tardivement et irrégulièrement, ayant des seins hémisphériques et volumineux et présentant de la carie dentaire.

Cette description de la nourrice qui mérite le plus de confiance a l'air d'un paradoxe, et je n'oserais pas en endosser la responsabilité si les chiffres que j'ai sous les yeux n'étaient là pour m'en disculper. Ils ont contre eux, il est vrai, le milieu d'où ils sont sortis et l'espace de temps trop court qu'ils embrassent. Je crois toutefois devoir ajouter en leur faveur qu'ils sont le résultat de 156 observations.

Malgré cela, le résultat est si peu d'accord avec les idées admises que je ne serai nullement étonné si mes observations futures me forcent à modifier la description qui précède.

Il n'est pas indispensable, d'ailleurs, qu'un fait soit vraisemblable, il suffit qu'il soit vrai.

BIBLIOGRAPHIE

SIMON. Le lait de femme considéré sous ses rapports chimiques et physiologiques, Berlin, 1838.

DARCET et PETIT. Lettre à M. le président de la Société de médecine de Paris, sur les qualités chimiques du lait dans leur rapport avec la santé des enfants et le choix d'une nourrice.

DONNÉ Conseils aux mères sur l'allaitement et sur la manière d'élever les enfants nouveau-nés. Paris, 1846.

LEPAGE. Analyse d'un lait rose (Journal de chimie médicale, 3e série, t. III, p. 76).

LANDERER. Examen d'un lait bleu (Journal für die Pharmacie, t. XLV, p. 53).

HAIDLEN. (Annalen der Chem. und Pharm., t. XLV, p. 263).

DONNÉ. Du lait, et en particulier de celui des nourrices. Paris, 1837.

DEVERGIE. Mémoire sur la valeur de l'examen microscopique dans le choix d'une nourrice. (Mémoires de l'Académie de médecine, t. X, p. 206.)

LHÉRITIER. Chimie pathologique.

GOBLEY. Recherches sur le jaune d'œuf.

DOYÈRE. Mémoire sur le lait (Annales de l'Institut agronomique).

ROBIN et VERDEIL. Traité de chimie (An. et physiologie).

LETELLIER. Expériences microscopiques sur le lait.

Dr CHABRELY. Lait des nourrices. Moyen de remédier à son altération, t. XVIII, p. 660.

BOUCHARDAT et QUEVENNE. Du lait. Paris, G. Baillière, 1857.

VERNOIS et BECQUEREL. Du lait chez la femme. Paris, Germer Baillière, 1853.

— Analyse du lait des principaux types de vache, chèvre, brebis, bufflesse. Paris, J.-B. Baillière, 1857.

PARMENTIER et DEYEUX. 1 vol. Strasbourg, an VII de la République.

JOULIE. Études et expériences sur le sorgho à sucre. Paris, chez Étienne Giraud, 1864.

ANNALES D'HYGIÈNE.

QUEVENNE. Lait : Composition chimique et constitution organique de ce liquide (t. XXVI, p. 51 et 257).

Lait provenant de vaches malades (id., p. 326).

Lait de femmes, d'ânesses, de chèvres (id., p. 348).

RACIBORSKI. Influence de la menstruation sur le lait des nourrices (id., p. 221, t. XXX).

REISET. Composition du lait (t. XLI, p. 221).

CHEVALIER. Moyen de reconnaître le bicarbonate de soude dans le lait (Journal de pharmacie, 3e série, t. XXV, p. 137).

QUEVENNE. De la présence de l'albumine dans le lait à l'état normal. (Id., 3e série, t. XXIV, p. 94.)

SIMON, Analyse du lait. (Id., t. XXV, p. 249.)

PAYEN. Examen comparatif du lait de plusieurs femmes et du lait de chèvre (t. IV, p. 118).

HERBERGER. Analyse du lait d'une femme malade (t. XII, p. 494).

COMPTES RENDUS.

TURPIN. Recherches microscopiques sur l'organisation et la vitalité des globules du lait, leur développement et leur transformation en un végétal confervoïde (t. V, p. 822).

— Analyse microscopique faite sur des globules de lait à l'état pathologique (t. VI, p. 250).

GROS. Recherches sur la vésiculation du lait (t. XXII, p. 40 et 131).

JOLY. Sur l'unité de la composition du lait des mammifères et du contenu des œufs des ovipares (t. XXIX, p. 254).

VERNOIS et BECQUEREL. Mémoire sur la composition du lait (t. XXXVI, p. 788).

THÈSES.

ROBINET. De l'allaitement. 1856.

GODEY. De l'allaitement artificiel comparé dans ses effets à l'allaitement par une nourrice. 1847.

DUGÈS. De l'innocuité du lait des nourrices atteintes de syphilis. 1852.

BOUTIGNY. Études cliniques sur la lactation et l'allaitement. 1854.

REVEIL. Du lait. 1856.

BOUCHAUD. De la mort par inanition, et Études expérimentales sur la nutrition chez le nouveau-né. 1864.

ALLIX. Sur la physiologie de la première enfance. Paris, 1867.

ODIER. Recherches sur la loi d'accroissement des nouveau-nés. Paris, 1868.

BYASSON. Essai sur la relation qui existe entre l'activité cérébrale et la composition des urines. Paris, 1868.

DESCHAMPS. De l'alimentation de la première enfance et du rachitisme. Paris, 1859.

TABLE DES MATIÈRES

Paris. — Imprimerie de E. Martinet, rue Mignon, 2